50年、理想の精神医療を求めて

佐藤忠宏
SATO TADAHIRO

幻冬舎MC

50年、理想の精神医療を求めて

はじめに

精神科医師となって約50年──。
私はただひたすら理想の精神医療を追い求めてきました。

私の精神科医人生のスタートは1965年に遡ります。この頃の精神医療は、病気を発症すると精神病院に入院させて閉鎖的環境で症状を抑えるものでした。他科と比べて医師も看護師も少ないなかで、症状が悪化すれば身体拘束が日常的に行われており、患者への虐待も見え隠れしていました。患者が精神病院に隔離されることで患者と一般人の距離は遠ざかり、無知から生まれる偏見も広がっていましたが、これは日本だけのことではありません。世界各地で同じようなことが起きていたのです。とはいえ先進諸国では、入院中心の医療から地域生活中心の医療へ少しずつ変化しながら、患者をなるべく早く退院させ、地域での受け入れ体制を整えようとしていました。1978年にはイタリアで精神科病院廃絶法（バザーリア法）が生まれ、患者は入院することなく地域で治療とサポートをしていくことが法律で定められます。一方、日本では、患者を地域へ早期に帰す動きに積極的ではなく、国の指導もなかったように思いました。そこで、せめて自分の周囲だけでも患者を病院から地域に帰す体制をつくりたい、という理想を強く抱くようになったのです。

精神科病院廃絶法が制定された翌年の1979年、私は理想を実現するために生まれ故郷の山形県南陽市で精神科のクリニックを開業し、自宅を隣に建てました。3年後には急性期の患者を受け入れる病棟を備え、早期退院を目指すと同時に、スムーズに地域に戻るための生活訓練にも力を入れました。患者を地域に送り出し、彼らが生活をするためには、地域の人々の誤解や偏見をなくすことも必要です。クリニックの施設を地域に開放し、地域の人々と患者が交流する機会が生まれるようにしたところ、最初はお互いを遠巻きに見ているような状態でしたが、交流の場となる行事を企画し、その準備、開催、後片づけなどを一緒に行ううちに、同じ地域でともに暮らす仲間という気持ちが芽生えてきました。地域に住むお年寄りがゴミ出しに苦労していれば、患者が交代で手伝い、雪かきで苦労していれば、それを手助けすることもあります。患者が地域に受け入れられ、また、患者も地域のなかで暮らすことに抵抗がなくなっていったのです。

さらに患者が生活する場所の確保も行いました。１９８６年には退院後に日中を過ごせる精神科デイケア施設、１９９９年には住む場所となるグループホームを作りました。こうした取り組みによって、少しずつ患者が地域で生活しやすい環境を整えることができたと自負していますし、患者も自分でできることが増えれば自信や病状の安定につながります。自由に出かけられてうれしい、好きなものをスーパーで買うことができてうれしいと明るく話し、精力的に地域の活動に参加する患者を見ていると、彼らを退院させることができて本当に良かったと思います。

しかし、理想の精神医療への道のりはそう簡単なものではありません。近年社会問題にもなっている高齢化が精神医療にも影響を与え始めたのです。高齢の親が介護施設に入所し患者が自宅に一人取り残されたり、グループホームで暮らす患者自身が高齢になり介護が必要になったりするケースが少しずつ増えてきたため、自宅で過ごす患者に生活訓練を行ったり、グループホームで介護も受けられるようにしたりと、私は福祉と介護の垣根を越えたしくみづくりを始めました。ようやく２０１８年に障害者総合支援法と介護保険法が改正され、福祉と介護を同時に提供できる「共生型サービス」がスタートしましたが、いまだ発展途上です。

私は現在、この高齢化問題と向き合い、患者が高齢になっても地域で安心して暮らせるようにサービスや制度の改善に力を入れて取り組んでいるところです。

本書で私は、患者と地域の理想的な関わりを追い求めてきた50年の歩みをまとめました。患者を地域に帰したいという気持ちが出発点ではありましたが、今の私が目指すのは、患者に限らず、地域の人々がお互い支え合うことです。それが、だれもが安心して暮らせる社会の実現につながるはずだと信じています。

私の理想はまだ道半ばです。次の時代を支える人たちにとって、私の歩みがこれからの精神医療のあり方を考える一助となれば、こんなにうれしいことはありません。

目次

第2章
精神障害者を病院から開放するために 偏見を取り除き、病院の外に受け入れ場所を確保する

第3章

精神障害者が地域での生活を取り戻すために地域包括ケアシステムを導入

第4章 精神障害者の高齢化に対応するために

介護保険と障害者福祉の共生型サービスを普及させる

第5章 50年、理想の精神医療を求めて――これからの精神科医師に託すこと

第1章

病院に隔離される精神障害者たち
許されない地域社会での暮らし——

日本の精神科医療は後れている

精神科医になって50年余りの間、地域に開かれた精神科医療を実現したいという私の理想はまったく変わりません。しかし、日本の精神科医療はいまだに世界の先進国と比べても入院期間が最も長い状態が続くなど後れを取ったままです。私が胸に抱いてきた理想もとうに実現させて新たな理想を掲げることができていればよかったのですが、いまだに成し遂げられていないのはとても残念です。

イギリスでは1950年代半ばから向精神薬の普及とともに病院よりも地域で患者をケアする取り組みが増えだし、1963年にはアメリカでケネディ大統領が地域でのケアを進める方針を打ち出し、ドイツでも1970年代には大規模な精神科病棟数削減と地域で患者を支える福祉活動が始まっていました。私が精神科医になった70年代後半、欧米では精神科病院をなくし、精神疾患のある患者たちに地域で暮らしてもらいながら治療していく取り組みが広がっていたのです。そんな欧米の流れとは裏腹に、日本では精神疾患の患者は障害者ならぬ精神異常者と位置づけられ施設に収容して監禁し地域社会から隔離される傾向は強まる一方でした。日本の精神医療は人権上問題があるなどとして、WHO（世界保健機関）をはじめとする国際機関からたびたび改善勧告を受けたにもかかわらず、国が重い腰を上げることはありませんでした。

2004年になってようやく国は「入院医療中心から地域生活中心へ」という基本的な方策を示しました。その後、2014年に「良質かつ適切な精神障害者に対する医療の提供を確保するための指針」によって地域で患者を支えていくための方向性が定められ、2017年にまとめられた「これからの精神保健医療福祉のあり方に関する検討会報告書」では地域包括ケアシステムの構築が打ち出されました。県や市町村も地域移行を推進するよう国から求められていますが、十分に対応できているとはまだまだいえないのが国内の現状です。日本の動きはおよそ50年の後れを取っているとまでいわれており、私の医師としての人生がまるごとそのなかに収まってしまいます。

海外で50年前から取り組めたことがなぜ日本ではできなかったのか、それは日本の精神科医療の歴史と深い関わりがあります。精神科医療の歴史を追うと、現在もなお引き継がれているさまざまな課題の背景が見えてきます。

座敷牢から病院へ

日本で精神科疾患に医療の観点が入ってきたのは明治時代に入ってからのことです。それまでは人権の配慮も意識もまったくなく、「狂人」「乱心者」や「狐《きつね》の霊にとりつかれた人」などと考えられていました。癲狂院は各地にいくつか開設され、１８７５年には京都療病院の附属として公立初の京都癲狂院が開設（１８８２年廃院）されています。79年には東京府帝国大学医科大学でも精神病学教室がおかれました。癲狂院《てんきょういん》は明治期前半の精神科病院の呼称で東京・上野恩賜公園にも１８７９年に東京府癲狂院が設置されましたが、患者がその名を嫌って入院を拒む事例が相次ぎ１８８９年に東京府巣鴨病院に改称（現在は東京都立松沢病院）しています。ほかの病院も精神病院の名を入れるなどし、大正期には癲狂院の呼称は消滅しています。

当時大きな話題となったのが、１８８４年の相馬事件です。事件の中心人物である相馬誠胤《ともたね》（１８５２〜１８９２年）は13歳で相馬藩の藩主を継いだものの、その２年後に時代は明治へと変わりました。１８６９年の版籍奉還ののち藩知事に任命されましたが、さらに2年後の廃藩置県で藩知事免職となります。このとき、19歳でした。その数年後から精神の変調が目立つようになり、今でいう統合失調症を発症したことで親族によって自宅の座敷牢に監禁され、やがて癲狂院に移送されました。これに対して、元藩士が不当監禁として抗議し、ついには癲狂院に侵入して「主君」を連れ出したという事件です。当初は元藩士の忠義が称えられもてはやされたものの、一方で精神疾患患者の処遇について国内で初めて大きな議論を巻き起こした事件となりました。また、西欧諸国に対して精神疾患患者に対する保護が不十分である実態を露呈した形になります。ただしこの場合の「保護」は患者の人権を守ることとは関係ありません。問題を起こさないよう社会から引き離すことを意味しており、現代でも保護入院や保護室といった言葉にそのニュアンスは残されています。

これを機に国内では患者の保護に対する議論が高まり、1900年に精神病者監護法が制定されました。精神障害者を監禁することは禁じたものの、届け出をすれば監護義務者による自宅での私宅監置が認められ、患者を社会から隔離することが法律で認められたのです。まだ患者に対する治療はほとんど行われていない時代の隔離は、治療ではなく社会活動から遠ざけてしまう、社会的防衛と治安的な側面が大きいものでした。

当時の日本は海外との不平等条約の改正を目前にしていました。国内の治安確保がなにより優先されており、精神疾患のある患者の隔離イコール治安確保と考えられたのです。

この精神病者監護法の制定は、患者は社会から隔離すべきである、外に出すことは恥ずかしいことであるという、患者の人権を無視する偏見を国が認めてしまったことにほかなりません。それまで座敷牢に隠すという家の中の問題にしていたことが、この法律で私宅監置と名を変えて公に容認されたのです。うしろめたさを伴う偏見だったものが、正しい対処として常識に置き換えられたことは、現代になお患者が偏見にさらされる一つの源になってしまったといえます。

この法律下で患者は実際どんな生活を送っているのか調べたのが、日本の精神医学の父ともいわれる東京帝国大学医科大学精神病学講座の呉 秀三教授です。彼は報告書で多くの患者は治療も受けず自宅で劣悪な環境におかれていると指摘し「わが邦（くに）十何万の精神病者は実にこの病を受けたる不幸の他に、この邦に生まれたるの不幸を重ぬるものというべし」という言葉を残しています。

その後、東京帝国大学精神病学教室が私宅監置を実地調査し、1911年の帝国議会に「官公立精神病院に関する建議案」を出しました。建議案では、全国の精神科病院は31カ所中8カ所が官公立であり、私立の病院は主に東京にしかないこと、また、患者に対して収容治療する病院が著しく足りていないということを指摘しています。座敷牢などに隔離するだけでなく収容治療するための施設を国としてもつべきだという一歩進んだ内容ではありますが、収容治療という言葉が使われていることから分かるとおり、国も国民も患者は「収容」されるべきものだと考えていました。

多くの患者が医療を受けていない状況が明らかになったことで新たな精神科病院の開設を求める声が高まり、1919年に精神病院法が制定されます。道府県が精神科病院を設置できるという内容で全国の病院数の拡充を図るものでしたが、当時は第一次世界大戦後の不況下で、公立の精神科病院を作る予算がありません。そのため精神科病院の設置はほとんど進まず、私宅監置（座敷牢）を公認する精神病者監護法は廃止されないまま、精神病院法と並立しています。わずかに作られた病院でも「取り締まるべき」患者を優先して入院させていたので、治療が必要な患者を入院させる目的とはかけ離れていいました。足りない病床を補うため、私立の精神科病院に公費負担で患者を入院させていたともいわれています。収容を請け負う私立病院にとっては安定した収入源になりますから、喜んで患者を囲い込みました。完治を目指さない長期入院というその後の日本の精神医療が抱える重大な課題は、このときに今の原形が形成されたといえます。

太平洋戦争が終結し、戦後は欧米の精神衛生の考えも取り入れられ、1950年に精神衛生法が制定されます。都道府県に公立の精神科病院の設置が義務化され、自傷他害の恐れのある患者の措置入院と保護義務者の同意による同意入院の制度ができ、各都道府県に精神衛生相談所が設けられました。ここでようやく精神病者監護法は廃止され、患者の私宅監置が禁止されたのです。

1954年の全国精神障害者実態調査では、精神障害者130万人のうち入院が必要な人は35万人、一方、精神科病院の病床数は3万床と推計しています。患者は病院へ収容する流れが加速し、国は精神科病院の確保を急務として民間病院建設を推進しました。

こうした流れに加えて、戦後の好景気の後押しもあって国庫補助が盛んに行われ、民間精神病院は全国で一気に数を増やしていくことになります。このとき、施設数の増加に人員の確保を間に合わせるため、政府は1958年に精神科特例と呼ばれる事務次官通知を出しました。医師の配置基準は他科の3分の1（入院患者48人に対して1人）、看護職の配置基準も一般病棟の3分の2（入院患者6人に1人）、薬剤師も患者150人に対して1人でよいこととなったのです。また、数日後には医局長通知が出され、事情によってはその配置基準も満たさなくてよいとされました。

いわば質より量を求める病院の整備体制が国策として取られたというわけです。これは、精神科病院は収容施設であるからスタッフは少なくてよく、コストのかからない施設であるというそれまでの収容主義の偏見に基づいた施策であり、国家がその意識を国民に改めて示したものだといえます。

一方で、1960年前後はイギリスで精神科病院の開放化運動が起こって1959年に革新的な精神衛生法が制定されたのをはじめ、アメリカのケネディ大統領による地域精神医療重視の政策などの影響を受け、アメリカでも患者を地域で診ていくべきだとする考え方が見られ始めていた時期でもありました。薬物療法が効果を表していたこともあり、治療して社会復帰させるという流れの実現へ向けて、精神衛生法の改正が検討され始めました。しかし、日本ではそれを正反対の方向にひっくり返す事件が起きてしまいます。

1964年3月、統合失調症で入院歴のある青年がアメリカ駐日大使エドウィン・ライシャワーをナイフで刺して大けがを負わせた、いわゆるライシャワー事件です。この事件をきっかけに、精神病患者は危険なものであり野放しにすべきではないという世論が高まり、措置入院が強化され、さらに低所得者は全額公費で入院できるようになりました。これにより民間の精神科病院としては、建設しやすいうえに職員は少なくて済み、さらに入院の敷居は下がって医療費も未払いになる心配はないという、言葉は悪いですが、おいしい商売となったのです。そこに着目して他科から精神科病院に診療科目を転換した施設も少なくなかったのは事実です。当時、治療効果が向上して患者が少なくなった結核療養病院からの転換も見られました。国はたくさんの精神科病院を作りたい、病院側はたくさんの患者をなるべく長く入院させたいと考え、これまで患者を自宅で抱え込まなければいけなかった家族は、入院によって肩の荷が下りると考えたことで、だれにとっても良い方法であるかのような社会の風潮がありましたが、患者の人権は置き去りにされました。

精神疾患の治療の基本はコミュニケーションです。患者に対しスタッフが少ない状況ではコミュニケーションが不足し、満足な治療につながりません。そればかりか、入院患者が安定した状態で過ごすために必要な最低限のケアもできない可能性さえありました。そのため精神科医療の現場からは何度も見直し提言が出されていたにもかかわらず、見直されることはありませんでした。

２０００年の医療法改正でこの配置基準は特例ではなく本則になりました。２０２２年11月に至っても、衆議院厚生委員会で厚生労働大臣はこの基準は見直す考えがないと答弁しています。

国際世論からの批判

ライシャワー事件後の精神衛生法「改正」下での精神科医療に対して、政府は海外の専門家に実態調査を要請しています。１９６７～１９６８年に当時の厚生省が調査を要請したクラーク博士は、イギリスの精神医療改革で実績を上げた人物でした。クラーク氏は3カ月間の調査により、閉鎖的で収容主義的な日本の精神科医療のあり方を強く非難しました。欧米諸国では精神医療の脱施設化が進行し、患者がどうやって地域で暮らしていくかについて関心が向けられているにもかかわらず、日本では退院すら見えないような状況であることを批判したのです。同時に、厚生省にこの問題に対してリーダーシップをもった専門家が不在であることも指摘しました。当時の長期入院者は25～35歳くらいの若い層が多くを占め、彼らがこのあと何十年も入院し続けて老齢となったときの医療問題にまで言及していました。その後の日本の精神科医療の問題まで見事に言い当てています。

しかし政府はクラーク博士に調査を要請したにもかかわらず、勧告に対して何かを変えようとすることはせず、これまで続いてきた閉鎖病棟はなんの改革もされないままに続いていきました。ライシャワー事件がアメリカの関心を引くものだったため、その後の体制について国際的なお墨付きを得るためだけの目的で調査を実施したのであって、現実には調査報告など必要としていなかったのだと思います。

病棟での身体拘束や隔離の裏側

現在の精神科医療の現場においても、人員不足は深刻な問題となっています。入院患者のほとんどは通常、治療により安定した状態ですが、急性期症状が出ると複数人で対応しなければならないこともあります。精神疾患の急性期症状とは、興奮、混乱、混迷、拒絶といった形で表れることが多く、ほかに統合失調症では陽性症状により幻覚や妄想が見られることもあります。いずれもしばしば非常に激しい状態で起こるため、本人はもちろん対応する周囲も消耗してしまいます。また、症状ごとに対応が変わるのはもちろんですが、同じ症状であっても原因は異なりますし、患者の個性や病歴によっても適切な対処の仕方が変わります。急性期の激しい症状に苦しむ患者を目の前にして、限られた少数のスタッフがきめ細かく適切に対応するのは困難なのです。

また安定した状態であっても、患者がスケジュールどおりに動けなかったり、薬が正しく服用できなかったりするだけでなく、患者同士のトラブルも頻繁に起きます。少人数で常時これらを見守るのは難しく、どうしても集団管理に傾いていくことになりがちです。一人ひとりの症状や原因に寄り添った対応を個別に行うことができず、ひとくくりに統制を図り、問題が生じれば単に鎮静することのみを目的とするやり方です。

混乱が生じている患者は薬物で鎮静させます。場合によっては身体の拘束もあります。いずれも十分に慎重な判断のもとで行われるべきものですが、症状の激しさや緊急性、そしてなによりマンパワーの不足から、手っ取り早い解決策として用いられた例は実際にあるだろうと容易に想像できます。現在でも、長時間拘束ののちに亡くなった患者の遺族が、拘束の適切性について説明を求めるニュースを見かけることがあります。直接の死因が拘束ではなかったとしても、遺族の感情としては当然のことです。ただ、実際の状況はそれぞれのケースで異なるとはいえ、根本的な問題は極端なスタッフの不足が関与していることと思います。

また、単なるマンパワーの不足に加え、閉鎖された状況での管理意識にも課題が見られます。集団管理となっている現場では、管理者が権力をもっていると勘違いしてしまうことがあり、言うことを聞かなければ拘束するとか、あるいは退院させないなどと脅して管理するということが常態化する恐れがあります。虐待まがいの行為が横行するとしたら、そのような状況で起こるのです。

精神科治療では生活療法といって、入院中に本来の生活を見失ってしまう恐れのある患者に対して、生活の仕方を取り戻すために指導をするものがあります。しかし、閉鎖的な空間では管理者が患者をコントロールしやすく、矯正することが目的になってしまいがちです。厳しい指導や保護室への隔離は、患者自身のためでなく、管理者に従わせるための体罰や脅迫にすり替わってしまうのです。

行動制限によって奪われる患者の意欲

行動を制限されることが当たり前になってくると、患者の側には、精神科病院はこういうところだ、それは仕方がないという諦めが生まれます。病院は治療を行うところですから、本来なら治療が進むとともに患者が前向きな気持ちになって、退院を目指すようにしていかなければいけません。ところが徹底された管理下では、痛い目に遭わないようにおとなしく従っておくほうがよいという考えになり、患者のもつ意欲がそがれてしまいます。そのようななかで病状が良くなるわけもなく、退院は遠のくばかりです。それればかりか、退院後に社会に復帰する気力や生きる力さえ奪われてしまいかねません。

管理という名のもとに行われる押さえつけが治療を阻み、退院後の希望さえも奪い、地域社会には退院した患者を受け入れる環境もなく、また長期入院は病院経営にとっては好都合という状況がそろって、終わりの見えない負のスパイラルが出来上がったのです。患者や患者家族からしてみれば、精神科病院は入院したら最後、退院できずに一生そこで過ごさねばならない場所と思う人もいます。

町から隔離された精神科病院

入院患者が少しでも前向きに治療に向き合い、退院を目指すためには、地域との関係性は極めて重要です。しかし、精神科病院に向けられる負のイメージは現代においてもまだ非常に強く、患者の社会復帰を妨げています。

精神科病院は、建設に際して周囲の住民から大きな抵抗に遭うため、市街地から離れた場所に建設されることが多くあります。そしてその事実が、精神病患者は危険だからやはり町なかに建てないのだという負のイメージを強化してしまうのです。さらに、町はずれに建設される精神科病院は一般の人と接点が少なくなるため実態が見えにくく、分からないから怖い、だから精神科病院の建設に反対するという悪循環がいつまでも続いてしまいます。

精神科病院の鉄格子も、危険性を感じさせる負のイメージを助長します。患者を安全に守るための格子であっても、外から見る側からすれば、患者自身が危険な存在なのだというふうに映るのは無理もありません。そのため知り合いなどに精神疾患が出たと分かると、近づくよりも遠巻きにして距離をおこうとしてしまいがちです。そうして、精神疾患の患者は関係性の断絶を感じ社会から弾かれたような疎外感を抱き、人々の目に触れない遠くの精神病院の中に囲われてしまうのです。

この悪循環をなんとしても改善しなければなりません。そのために、一般の人々の認識と精神疾患、精神病院との遠く離れた距離感を変える必要があるのです。

患者への偏見、精神科医療への偏見

分からないから怖いというのは、人間ならだれにもある感情です。実際に精神疾患のある患者と接する機会があまりなければ、イメージだけでとらえて怖がってしまうというのは、それ自体が責められるべきことではありません。メディアが発達した現在も、精神科医療領域のことを正しく知る機会は限られています。プライバシーやコンプライアンスの問題もありますから、スタッフの口から内部の実情が軽々しく語られることはまずあり得ませんし、気軽に入院患者の様子を見学できるものでもありません。入院患者への見舞いも、他の診療科より慎重な対応になる病院がほとんどです。

とはいえ、やはり偏見はなくすべきです。他者の患者に対する偏見はもちろん、患者自身がもつ精神病への偏見も患者本人をひどく苦しめてしまいます。

人はなぜ差別や偏見の心をもつのか、ということは、一つの研究領域になっているほどの問題ですが、私は難しく考えなくとも、互いを正しく知り、交流が生まれればなくせるものだと信じています。知らないということや、知る機会がないことが偏見を生む原因なのです。

極端に多い日本の精神科病床数と平均在院日数

精神疾患を患うと死ぬまで精神病院に閉じ込められるというイメージを抱く人がいますが、これは間違った認識に基づくものです。前時代的な収容主義が見直されることなく、精神病院は他の病院よりも少ない職員数でいいという特例が本則になるような政策のあり方を通して人々に植え付けられてきた偏見であり、改善を要するものです。現に、欧米諸国では治療と社会復帰の流れを推し進め、この50年の間に入院の期間や病床数を着々と減らしてきました。精神疾患の発病数が減ったのではありません。それだけの数の患者が社会に戻っていくようになったということであり、病床数の削減という形で数字に表れているのです。一方、日本の病床数は一向に減少する様子が見られません。欧米諸国と比較すると日本の病床数の多さは突出し、世界の精神科病床の2割が日本にあるともいわれています。厚生労働省も「国際的に見て日本の精神科病床数は非常に多い。

多過ぎる日本の精神科病床数（ベッド数）

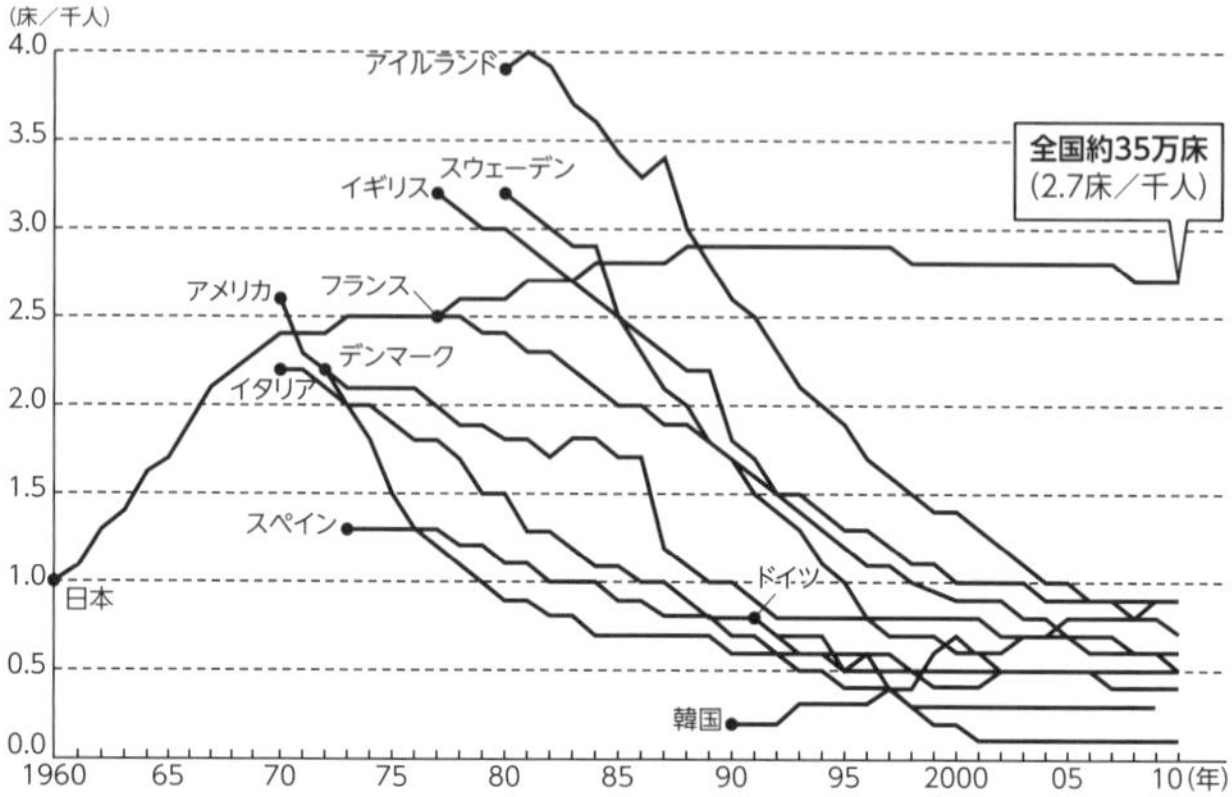

過去15年間、精神科病床を削減する努力をしてきたが、それでも約35・8万床が33・8万床になったにすぎない」（2018年「第1回精神保健福祉士の養成の在り方等に関する検討会」）と認めています。

入院期間も同様です。日本では2019年時点で精神疾患のある患者数は約419万3000人で30万2000人が入院しており、このうち精神科病床の入院患者数は27万8000人に上っています。うち30%が1〜5年の入院、13%が5〜10年の入院、18%が10年以上の入院で、実に6割を超える人が1年以上の長期入院患者となっています。

長期入院者数は少しずつ減少していますが、

	平均在院日数
日本	285日
韓国	124.9日
イギリス	42.3日
スイス	29.5日

	平均在院日数
ドイツ	24.2日
イタリア	13.9日
ベルギー	10.1日
フランス	5.8日

出典：第１回精神保健福祉士の養成の在り方等に関する検討会／参考資料（厚生労働省、2018年12月）より作成

ほとんどは死亡によるものです。また長期入院患者が退院するケースのほとんどは、ほかに身体的病気を発症したため他科へ転院したもので、治療が終了して自宅や地域に戻っているわけではありません。精神疾患の治療が進まないまま、より重大な身体の病気を背負うことになる患者が増えているのです。これらはいずれも高齢化と関係しています。かつてクラーク氏が発した、長期入院患者がそのまま高齢化することへの警告が、現実のものとなっているのです。

転院の際、新たな入院先は多くの場合一般の病院ですから、精神疾患の治療はおろか、そのためのケアも後回しになることが多いのが現実です。また高齢になると、もともともっていた精神疾患に加えて認知症や高齢期のうつなど、さらに別の病気が加わることが多くなりますが、介護保険制度で利用者が増えた高齢者施設では、なおさら介護スタッフに精神疾患の対応を求めるのは難しい話です。結果、そのまま精神科

病院に入院させておけばよいということになってしまっているのです。

本来なら、ここに至るまでに入院患者を地域に帰す環境づくりを間に合わせる必要があったのですが、高齢化が進行しています。高齢期の患者をどのようにして地域で暮らしていけるようにするか、介護が必要になったらどうするか、課題はさらに山積みです。

保護という名の収容主義

長期入院患者の多くは社会的入院といわれるものです。医学的には入院の必要がないにもかかわらず、退院後のあてがないために入院し続けている状態です。暮らせる場所がない人、家族などが受け入れ拒否をしている人、長期入院によって社会性や生活習慣が失われてしまったために退院することができなくなっている人など、事情はいろいろです。

精神疾患以外の病気では、入院して治療に取り組み、ある程度まで回復したらそこで退院となり、通院治療に切り替わります。精神科病院でも、急性期症状が落ちついたら退院してあとは通院治療を行えばよいのですが、保護という考え方がそれを阻んでいます。一般の病院では治療だけが目的ですが、精神科病院には保護の役割が課せられているのです。

治療を終えた患者に必要なのは保護ではなくサポートです。病気の症状が落ちつけば、他の病気の場合と同じように退院し、生活を再開できるようにしなければいけません。サポートという形を通して、患者の生活と社会復帰を支える必要があるのです。

欧米に見る精神科医療の発展

入院患者ありきの精神科病院では、病床の大半を埋めておかなければ経営が成り立ちません。そのため、次の入院患者が来るまでは退院させられないといった話も耳にすることがあるほどです。国は欧米の状況に押されるようにしてとにかく病床数を減らそうとしていますが、病院の経営が負担を被ることに対して十分な配慮ができているとはいえません。まして、本来の目的はただ数を減らすことではなく、患者を社会に戻すことであるのに、そのための環境づくりを進めないのではまったく意味がありません。

海外では長期入院にはむしろ弊害が多いことが指摘され、患者を病院から地域へ帰す動きが早くから具体的な形を取って進められてきました。最も早かったのはイギリスで、1959年には入院長期化の禁止、早期退院、デイホスピタルの活用、社会復帰施設の設置などが盛り込まれた精神衛生法が制定されています。

アメリカではケネディ大統領が1963年に大統領教書で、大量の患者を施設に収容していた状況を批判し地域でケアを進める方針を示しました。大統領の妹ローズマリーは知的障害者で、彼女を長く家族で支えてきました。そうした自らの経験も踏まえながら、精神障害者が回復するには集中的な治療、訓練、リハビリテーションが必要であり、温かく開かれた地域に直結したものでなければならないこと、そしてそれは一刻も先送りできないと説いたのです。そこからは急速に脱施設化が進みましたが、残念ながら地域の受け入れ体制が整っていなかったため、結果としてはホームレスが増える事態を招いてしまいます。しかし、このことによって患者が地域でケアを受けながら暮らしていくための土台がつくられることになりました。

特筆すべきはイタリアです。日本で座敷牢を公認する精神病者監護法ができたのと同じ1900年にジョリエッティ法が制定され、その内容は精神病院への強制入院を行ったり入院歴が戸籍に記録されたりと、日本に負けず劣らず隔離収容主義的なものでした。しかし1960年代に入ると社会全体が民主的で開放的な志向となり、精神科病院へは自由入院となり、精神保健センターが各地にでき始めます。同時期に、精神科医療の父といわれるフランコ・バザーリアがゴリツィア県立精神科病院長になり「自由こそ治療だ」を合い言葉に入院患者を減らしていきました。1978年には世界初の精神科病院廃絶法（バザーリア法）ができ、以降は精神科病院の新設はなくなり、精神科病院への新規入院と再入院もできなくなりました。

バザーリアは当初、病院で患者と対話を重ねて人道的な治療をしていくという方針でしたが、国内の病院の様子を見ていくうちに考えが変わっていきました。病院内では医療者が患者に対して権力をもっており、こうした権力構造がある限りは医療が正しくなされることはないという考えに至ったのです。医療者が権力をふりかざすと患者の人権は失われます。バザーリアは患者の人権を取り戻すために、精神科病院を完全になくす方向に考えを転換させました。

バザーリア法誕生のあと、1981年に精神保健局ができます。治療だけでなく、予防、医療、福祉のすべてを地域サービスとして組織的に運営するものです。さらに緊急介入が必要な場合には一般の総合病院に設置した精神科病床を使うことにしたのです。そして1999年にはイタリア全土から公立の精神病院は姿を消しました。それまで精神科病院の経営資産とみなされてきた患者一人ひとりに人として向き合い、患者自身も自分がどのくらい健康を取り戻しているのかを把握し、退院への希望を手にすることができるようになりました。イタリアはこうして、ほかの診療科では当たり前の医療が精神科でもできるようになったのです。

精神科医療から従来の権力構造を取り払い、患者の人権を取り戻すという考え方を基盤として、地域での支援態勢が整えられたことはすばらしいことです。入院が主流の精神科医療に疑問をもつ日本の精神科医にとって、このことは大きな希望の光となりました。

問われる患者の人権

精神科医療や患者を取り巻くしくみは変化を続けてきましたが、忘れてはならないのは、その過程で患者の人権が長い間見過ごされてきたことです。治療ののち退院して社会に戻るという目的すらもつことができず、閉鎖された空間に何十年もの間押し込められ管理され続ける入院生活には、人間として生まれた喜びなどあろうはずもありません。「患者は退院を望んでいない」という精神科医療関係者もいますが、望まないようにさせた経緯があることを忘れてはなりません。改革を進めた欧米では、間違いなく大勢の患者たちが退院して社会に戻っているのです。

私は日本で長年続いてきた人権軽視の状況に問題意識をもち、精神科医になった当初からずっと、患者の人権を最優先に考えて治療を続けてきました。だれしも、自分が人権を軽視しているなどとは考えないとしても、歴史を通じて無意識に刷り込まれた差別や偏見に対し、自覚的に向き合える人は多くいません。たとえ患者に向けてひどい行為をしたり、ひどい言葉を投げかけたりといったことはなくとも、いざ身近に精神疾患の患者がいるとなると、無知からくる恐怖があらわになったり、患者を遠ざけようとする意識が噴出したりするのです。

日本の精神障害者に対する人権意識の低さについては、国際的な批判をたびたび受けてきました。残念なことですが、2022年9月にも国連障害者権利委員会が精神科医療の改善、患者を地域へ帰すことに向け必要な立法措置と政策措置を取るよう勧告しています。

この勧告とはタイミングが前後しますが同時期の動きとして、2021年に日本弁護士連合会（日弁連）が「精神障害のある人の尊厳の確立を求める決議」を採択し、強制入院制度の廃止、入院中および退院後の患者の人権をしっかり守っていくべきであることを示しています。その前文では、すべての人の尊厳は守られなければならないと述べられたうえで、精神障害のある人に対する強制入院や非人道的な扱いに触れ、長期入院による隔離は患者のあらゆる場面での人生選択の機会を奪い、人生の発展可能性を損なうものであると明言されました。

そして、以下の5つの改革を求めています。

1　精神障害のある人に対する医療法・医療制度の抜本的改革
2　精神障害のある人の入院に伴う尊厳確保のための手続的保障
3　精神障害のある人の地域生活の実現
4　精神障害のある人の尊厳の回復及び精神障害のある人に対する差別偏見のない社会の実現
5　障害者権利条約の求める、人権の促進及び擁護のための国家機関（国内人権機関）の地位に関する原則（パリ原則）にのっとった国内人権機関の創設及び個人通報制度の導入

1から4はまさに、私が50年前から理想として心に決めてきたことです。世紀をまたぎ令和となったこの時代でさえ、なおこうした決議が必要となるのは残念ではありますが、私の理想や取り組みによって私自身の周囲が変わってきたように、国全体もこれから変わっていくものだと信じています。

そして5については、ここまで国際機関や諸外国の関係者から何度も非難・批判され

てきたにもかかわらず消極的であった姿勢を改め、国際社会の一員として恥ずかしくない国であることを形で示してほしいと思います。

第2章

精神障害者を病院から開放するために
偏見を取り除き、病院の外に受け入れ場所を確保する

生まれ故郷で踏み出す理想の精神科医療への道

山形県で生まれ育った私は、東京で医師をしていた叔父に憧れて東京の医大に通い、医師を目指しました。診療科を決める段階になり、友人の実家が経営する病院を訪れ、外科手術を見学したときに見た鮮血を今でも忘れることができません。病院や手術が身近にある環境で生まれ育った友人には当たり前の光景も私には衝撃的で、この時、手術のない診療科に進もうと決意しました。これが私が精神科を選んだ理由で、なんとも消極的な理由なのが少し恥ずかしくなってきます。

当時は医大を卒業したあと1年以上の実地修練（インターン）を行わなければ、医師国家試験が受けられませんでした。そこで、私はインターンとして精神科病院に通うことになりました。いくつかの精神科病院で目にしたのは、噂に聞いていたとおりの竹刀を振り回す看護人でした。威圧感たっぷりの彼の前で患者がすっかり萎縮している姿が印象に残っています。

電気ショック療法と呼ばれていた電気けいれん療法が実施される現場も目にしまし

た。現在は改良され、麻酔の管理下で実施されるため苦痛やけいれん発作を起こすことのない「修正型電気けいれん療法」という治療法に変わりましたが、当時は使われ方にも問題があり、批判を浴びがちだった治療法です。患者を数人ずつ寝かせて意識があるまま次々に電気ショックを与えていくというやり方で、一部では治療というよりも患者の懲罰として使われていたと聞きました。

入院患者のほとんどが退院する希望はなく、生活の場所として病院にとどまっている様子を目の当たりにし、また、ほかの精神科病院でインターンをしている仲間からも同様の話を聞きました。この現状は医療として認めることができないという怒りと、患者の人権を尊重するべきだという憤りを強く感じるものでした。日本でそんな話が溢れる一方、海外では、患者を退院させて地域で医療も福祉も行っていく流れになっていました。ほかの国にできることが日本でできないはずはない、と私は想いを確かなものにして、精神科医としてのキャリアをスタートさせたのです。

医師国家試験に合格し、そのまま母校の医局に残り、研究をしながら臨床経験を積み始めました。博士論文を書くときしばしば訪れていたのが東京・新宿駅東口でした。シンナーを吸っている少年たちがたむろして補導され、やがて鑑別所に送られていきました。私は彼らに心理検査をしたり、問診をしたりして彼らの背景にある精神状態を探っていました。そのときに、精神疾患について直面したわけではありませんでしたが、少年たちの心のもちようについてさまざまに考えていくうちに、目の前の出来事や様子を見るだけでなく、できるだけ多くの人に向き合い、一人ひとりの背景を見ていく必要があると実感したのです。自分が精神科医としてこれから進む道は、まさにこうした現場にこそあるのだと思い至りました。

そのまま医局に残る道もありましたが、生まれ故郷の山形県・南陽市の市立病院で精神科医を探しているという話があり、故郷に戻ることを決意しました。国として、精神科病院に入院している患者をなるべく早く退院させて、地域で楽しく暮らしてもらうことが難しいのなら、まずは故郷の山形で理想の精神医療の実現を目指していこうと思ったのです。

南陽市立病院に赴任してまず私が実践したことは、患者全員の自宅を訪問することでした。新宿駅の少年たちとの出会いから、人を理解するには、それぞれの背景の把握こそが大切なのだと学んだためです。入院患者だけでなく外来に来る患者の自宅も訪問しました。患者はどんな家に住んでいるのか、家にはどんな人がいるのか、患者を取り巻く環境をできる限り把握することに努めました。赴任した直後は私のことを警戒する患者が多かったものの、訪問を重ねていくうちに患者の側も慣れ、心を開いてくれるようになります。信頼関係が深まるにつれて、彼らを少しでも早く退院させてあげたい、この地域で少しでも暮らしやすく環境を整えてあげたいという気持ちが強くなりました。

住宅街の真ん中に開業した診療所

私は南陽市立病院で5年ほど働いたのち、同じ南陽市で診療所を開業しました。1979年のことです。前年にはイタリアで精神科病院廃絶法（バザーリア法）が生まれ、精神科医療から精神科病院がなくなって治療の舞台は地域に移っていこうとしていました。私もイタリアのように地域全体で患者を支えていく理想に向けて、意気揚々と第一歩を踏み出したのです。市立病院に赴任したときと同じように、診療所の開業は、地域全体で精神科医療を支えられるようにするためのスタート地点だと考えました。

当時の精神科病院は市街地から離れたところにあり、閉鎖的なイメージがつきまとっていました。私は精神科といえども住宅地にある一般診療科の診療所となんら変わらない施設を目指して開業しました。患者を入院させることなく、地域で診ていくことを目指していたため、当初は入院施設をもたず診療を開始します。

ところが、開業当時はまだ効果的な治療薬もなく、激しい妄想や幻聴で混乱してしまう急性期症状をきたす患者については入院ができる市立病院に診てもらう必要がありました。当初は入院は病院、退院後は診療所で診るオープンシステムを目指したのですが、一度市立病院に入院すると、退院したあとも引き続き市立病院に通院することになってしまいます。患者のことを背景も含めて正しく理解するには、入院する前から退院後まで一貫して診ることがなにより大切だと悟った私は、開業から半年経った頃から、入院設備をもつ施設の準備を始めました。入院はできるだけさせたくないという理想は変わりませんが、急性期でも安心して過ごせる場所も必要不可欠なのです。

入院設備を整えて新たなスタート

診療所の開業から3年を待たず、1982年に98床の病床をもつ病院として改めてスタートし、入院した患者はできるだけ早く退院させることを目指しました。早い回復には、手厚い治療と看護が必要です。患者48人に医師1人、患者4人に看護師1人という精神科特例では手厚い治療と看護は不可能です。そこで私は特例とは関係なく、医師もスタッフも多く配置しました。看護基準を順次引き上げ、精神科では珍しい特2類基準まで上げました。また、当時はまだあまりなじみがない、今でいうカウンセラー、作業療法士、精神保健福祉士の役割をもつ人にも参加してもらいました。人との関わりが多ければ多いほど、結ばれた信頼関係が強ければ強いほど、患者の状態は早く落ちついてきます。医師、看護師だけでなく、さまざまな職種の人と一緒に患者を見守り始めたことが、のちに地域で多くの人たちが患者を支えることのしくみづくりの土台になったと思います。一人の患者を一貫して見守っていくスタッフの姿勢はここから形成されていきました。

患者を退院させるには、退院後の受け入れ先が必要です。退院後の患者が生活する場所を整えるため、まずは患者が日中を過ごす場所として精神科デイケアの施設を開設することを目標にしました。山形県にはこれまで、グループ活動などをしながら社会復帰や社会参加を目指すためのこうしたリハビリテーション施設がありませんでした。デイケアにはさまざまな役割がありますが、社会性を高め、生活能力をつけるためにどうしても必要な資源と考えました。

しかし当然のことながらそのデイケア設立も簡単なことではありませんでした。

精神疾患への無理解が生む地域住民の偏見

開業した当初、私は住宅地の真ん中に診療所を作り、続いて入院病棟を診療所に隣接して建設しました。当時、精神科病院を建設するとなると近隣の住民から大きな反対を受けたものです。しかし、診療所から離れた場所に入院病棟を建てることは私の理想とはかけ離れてしまいます。住宅地の真ん中であるこの場所に入院病棟を作ることが重要であると考え、近隣の住民からの反対を承知のうえで病棟を建設することに決めました。

患者が地域で安心して暮らすために必要なことは、まずは地域の人たちの偏見を取り除くことです。偏見が取り除かれて地域住民が受け入れてくれる態勢が整ってこそ、患者も安心して過ごすことができるからです。精神疾患のある人は、独り言を言ったり、いつもニコニコしていたりと、やはり一般の人と比べると特徴があるのは事実です。だからといって彼らが皆、近隣に住む周囲の人たちに危害を加えるほど凶暴なのかというと、そうではありません。しかし時折、精神疾患の病歴がある人が犯罪を起こした場合、必要以上に大きなニュースになってしまうことで、精神疾患がある人は犯罪を起こすのではないかという不安が人々に植え付けられてしまうのです。

知らないことを怖いと思うのは当たり前です。まずは彼らを知ってもらうところから始めなければなりません。病院は住宅地の真ん中にあり、周囲には塀や囲いはなく、自由に出入りしてもらうことができます。近道として敷地内を通ってもらうのも大歓迎です。しかし、当時は病院の近くの道を通ろうとする人はだれもいませんでした。この病院にはどんな患者がいるのか、地域の人たちは気にしながらも近づこうとはしないのです。目に見える囲いはなくても、地域の人たちの目には透明な分厚い囲いがあったのです。

私は常々患者のありのままを見てもらいたいと思っています。とはいえ、通りすがりだけでは人となりは伝わりません。彼らのことを知ってもらうためにどうしたらよいのか、試行錯誤が始まりました。

夏祭りの開催が地域交流の第一歩

最初に思いついたのが病院の駐車場を利用した夏祭りです。病院開設の翌年、職員と患者で祭りの準備をして、地域の人を招くことから始めました。病院の周囲に壁や塀はなくオープンな状態であっても、地域の人が敷地に入ってくることはほとんどありませんでしたから、まずは気軽に病院の施設内に入る機会をつくることが必要だと考えたのです。

祭りは、職員本人はもちろん職員の家族も総出で準備をしました。さらに患者も参加し、みんなで楽しいことをしようと準備を進めたのです。会場の中心にはやぐらを組んで提灯や紅白の幕で飾りつけをし、大太鼓も町内会から借りて用意しました。町内にはチラシを掲載してこの地域の人たちみんなで楽しむ祭りであることをPRしました。

そして祭り当日、大太鼓をたたきながら患者も職員も家族も、楽しみながら地元でなじみの深い花笠音頭や赤湯音頭を踊っていると、地域の人たちがどんどん加わり、いつのまにかやぐらの周りには何重もの踊りの輪が出来上がっていました。

メインイベントは打ち上げ花火です。当時はまだ市販の打ち上げ花火を使っていましたが、ただ打ち上げるだけでなく、職員が演出をしてマイクで解説もし、拍手や笑いが溢れる花火大会となりました。そこには患者も職員も、地域の人たちも区別はなく、ただ楽しい時間と空間がありました。

祭りというのは晴れの場であり、人々は心を解放して踊ったり歌ったりします。この夏祭りでも、参加者全員が心を解放して楽しんでおり、地域の人たちと触れ合うための第一歩は成功したと確信しました。

その後、夏祭りは年々規模が拡大し、今では2~3千人が集まる地域の一大イベントとして親しまれています。

福利厚生のために野球部を創設

もう一つ職員の福利厚生と地域の交流のため野球部をつくりました。私は自分はやらないが野球が好きで、いつかチームをつくりたいという希望がありました。職員だけでなく患者や地域の人たちも、皆が楽しめるようにしたかったのです。それがどういうわけかそのチームが強くなり、各種大会で優勝するまでになり企業も地域も応援してくれるようになりました。もちろん戦績を聞いてくる患者も多くなり、地域の人と職員、患者の接触する機会が増えました。

また、お年寄りの家の除雪ボランティアなどで喜ばれることもありました。最近、野球部は地元のスポーツ少年団の指導も積極的に行い、地域の大会の企画運営をするようになっており、子どもにも父兄にも病院について少しは理解してもらえるようになりました。

専門職による出前指導

法人にはさまざまな専門職があります。栄養士による高血圧、糖尿病の指導、理学療法士による腰痛体操、薬剤師による市販の薬について、医師による認知症の指導などです。その場で聞かれるのは精神科の病気についてですが間違ったとらえ方をしている人が多いのには驚きます。まず、正しく認識してもらうことが必要だと強く感じました。

夏祭りや地域活動によって地域の人と患者が接触する機会が増え、患者は怖い人たちではないということが少しずつ浸透してきています。地域の人も自分たちも現代では無縁ではないということを理解し始めてはいるようです。その気持ちが患者を理解することと、地域での支援に進展していくこと、時間を掛けて説いていくことが大切だと思います。

作業療法の一環として行う入院中の院外作業

私の病院では、入院した患者はまず早期退院を目指します。医師や看護師、その他のスタッフも患者には短期入院を伝えて、一緒に退院を目指していくという認識を共有します。入院してまもない時期に退院を目指すことは、元の生活に戻ることを想像しやすいものです。入院期間が長くなるほど元の生活の記憶が薄れていき、入院生活が自分の生活という考えになってしまい、退院を目指すことの意味が薄らいでしまいます。

患者は薬物治療や精神療法などの治療とあわせて作業療法という治療を受けます。作業療法とはoccupational therapy（オキュペイショナルセラピー）の日本語訳で、現場では略してＯＴと呼ばれています。作業療法は手工芸のようなものから体操や運動、音楽や家事などさまざまな活動を通して、日常生活を送ってもらえるように目指すリハビリテーションです。

入院中にしっかりと休養を取ることは大切ですが、何もしない状態が長くなると心身の機能低下を起こしてしまうため、必要な休養を取ったあとは計画的に作業療法を行って心身の安定を図り意欲や自信を取り戻していきます。退院後に向けて体力を回復し、生活上の不安を取り除きながらスキルを身につける役割もあります。

医師の指示が出ると患者は作業療法士と相談し、プログラムに取り組みます。一人でじっくり取り組むこともあれば、何人か共同で何かを作ったり活動したりすることもあります。

このあたりにまだ工場がたくさんあった頃は、作業療法の一環として工場に出向き、部品を作るような作業をしていました。院外作業と呼んでいたものです。これが入院患者にとっては外出するチャンスであり、外の人にも患者のことを知ってもらえる良い機会となっていました。工場の人たちは、最初は患者がどんな人物なのか不安に思っていたものの、実際には患者の真剣な働きぶりに感心したり、その仕事ぶりを見込んで、退院後も一緒に働きたいと言ってくれたりすることもあったほどです。この経験は、ほかの人の患者に対する気持ちの変化を知るのに役立ちました。

現在はそういった工場は海外に移転してしまったため、院外作業に代わり、外出を伴う作業もいろいろと模索しています。作業療法で必要な材料、例えば編み物で使う毛糸や、プラモデル作りのためのキットなどを買いに行くことを外出支援の機会として、スタッフが同行し、公共交通機関の利用の仕方や店でのやりとりなど、退院後の生活に必要なさまざまなことを練習しています。

同じ法人内にある訪問看護ステーションでスタッフが患者宅を訪問する際に同行するということもしています。訪問リハビリと呼んでいて、これもまた病院を出て、地域の様子を知る良い機会となっています。目的をもった外出は、散歩などと比べて人との関わりもあり多少の緊張感を伴うものの、患者が地域で暮らすことを目指すためには必要なことです。

外出支援などに対応するためには、スタッフの数にも余力がなければいけません。精神科特例に即したスタッフ配置では、とてもここまではできませんし、退院支援一つとっても実は精神科病棟は一般の診療科以上にマンパワーが必要なのです。

患者にとって一時外出はとても楽しい時間です。一時外出から戻ってきた患者の顔は皆いきいきとしています。好きなところに行き、好きなものを買う喜びは患者にとっては非常に大きく、自信にもつながります。症状が落ちついたのなら、患者が楽しいと思うことを制限するべきではありません。

退院後の患者の居場所として精神科デイケア・ナイトケアを開設

病院がだいぶ地域に溶け込んだと感じられるようになった1986年、病院としてのスタートから4年目に、満を持して精神科デイケアと老人デイケアを始めました。精神科デイケアは山形県初の施設でした。

入院した患者はさまざまな働きかけによって退院後の生活に希望を見いだし、行動を積み重ね、退院の日を迎えます。一般の病気の場合、退院後は自宅で服薬しながら通院して治療を継続しますが、精神疾患のある患者には薬を指示どおりに飲んだり、決まった日時に通院したりすることが難しい人もいます。入院生活では、起床、朝食、服薬、といった規則的な生活ができていたのに、自宅に戻ったとたん生活習慣が乱れてしまうことも少なくありません。服薬や通院治療ができないと、せっかく回復した症状が再び悪化してしまいます。そうならないようにするのが、精神科デイケアの存在です。

毎日決まった時間にデイケア施設に行けば、看護師や精神保健福祉士、作業療法士などが見守ってくれて、規則正しい生活をしながらきちんと食事を摂り、薬も正しく飲み続けることができます。予定されている通院日にはスタッフの働きかけで受診を促してもらったり、場合によっては同行してもらったりもします。デイケアでは以下を目標として掲げ、生活をサポートしています。

・規則正しい生活リズムを身につける
・人との付き合い方を学んだり、仲間をつくったりする
・生活習慣を身につけ、社会的自立の準備を行う
・自分のペースや病気との付き合い方を知り、自分に合った目標を立てていく
・自分なりの生活をつくりだす

複数のスタッフと関わるなかで、もし再発につながるようなことがあれば、すぐに医師に伝えることができます。デイケア内では利用者を対象とした訪問看護も実施してお

り、自宅を訪問し、病気の心配や生活上の悩みの相談を受け、何か困ったことがあれば適切な医療につなぐようにしています。入院を未然に防ぐことも、とても大切なことなのです。

デイケアでは利用者の症状の程度や年齢によって目標を設定し活動します。それぞれの抱える問題や課題に合わせて利用者とスタッフが一緒に目標を立てていくので、無理なく安心して活動ができるしくみです。午前・午後それぞれ60~90分を1コマとして、文化系、運動系、レクリエーション系などいろいろなものを楽しみながら、目標に向かって過ごすことができるよう工夫しています。

プログラム例
文化系：脳トレ、ボードゲーム、音楽鑑賞
運動系：ストレッチ、卓球、タオル体操
レクリエーション系：クイズ、花見、クリスマス会

1日のスケジュール例

9:30	ラジオ体操、朝のミーティング
10:00	活動開始(午前の部)
11:30	掃除
12:00	昼食
13:30	活動開始(午後の部)
15:00	終わりのミーティング
15:30	解散

通所開始直後は無表情で、あいさつをするのもままならなかった人が、あいさつができるようになり、次に会話ができるようになり、さらに喜怒哀楽を表すようになってくるのは、私にとってもスタッフたちにとっても何よりの喜びです。また患者からも、デイケアを喜ぶ声は何度も耳にしています。患者は明るさや人と接することの楽しさ、積極性を取り戻し、ここを代えがたい場所だと感じるようになってくれているのです。

デイケア開始から9年後にナイトケアも始めました。デイケアを通して社会参加、さらには就労にまでつながった人が、勤務を終えて帰宅する前に仲間と夕食をともにしながら、仕事の愚痴をこぼしたり、楽しい会話をしたりすることができる場です。彼らが楽しそうに話し、笑っている姿を見るたびに、人との触れ合いのなかで過ごすことの大切さを感じずにはいられません。

患者の家族同士が支え合うための家族会

精神科デイケアを開始したのち、家族会も発足しました。身体障害者や知的障害者の場合、家族会は働きかけずとも自然発生的に出来上がることが多いのですが、精神障害者の場合にはなかなかうまくいきません。家族にも事実をできるだけ明らかにしたくないという気持ちが強く根づいてしまっているからです。家族会に親が参加することで、患者の兄弟姉妹にも偏見の目が向けられるかもしれないという心配も理由の一つです。

しかし、家族が患者を想う気持ちは精神疾患の場合であっても変わりません。ここまで背負ってきた悩みもたくさんあります。なんとかして同じ患者の家族として分かち合ってもらいたいという想いが長らく私のなかにあったのです。医師対患者の家族という対立的な関係性にならないように、第三者の力も借りるなど工夫を重ねて設立に至りました。家族会の活動では、これまで我慢して自分のなかにため込んでいた気持ちを患者をもつ家族同士で互いに打ち明け合い、話すことができるようになることを大切にしています。抱え込まずに打ち明けるだけでも、それぞれの家族にとっては精神的な孤立を防ぎ、救いになることも多いのです。

患者の家族も地域の一員です。患者だけでなく、その家族に対しても偏見の目を向けることなく、地域で支え合うことが大切です。

退院後に過ごす住居としてグループホームを開設

入院患者が退院を目指し、退院後はデイケアを拠点にして生活をサポートするしくみは整いました。しかしこれは地域に戻ることができる患者の居場所です。たとえ退院できるようになったとしても帰る場所がない患者もおり、彼らがどうしたら地域で暮らしていけるかについても考えなければいけません。これまでそういうケースでは社会的入院を続けるのが普通でした。なんとしても彼らが退院後に住む場所を確保しなければいけないと、私は入院病棟を開設したときから模索しながら、地域と患者をつなぐための活動を続けていました。

１９８８年には、法人の体育館ができました。普段は入院患者やデイケアに通所している患者たちの作業療法の場として使っている場所ですが、地域のイベントやスポーツ大会などには積極的に開放しています。法人の施設でありながら地域で使える施設として認知されることで、地域の人にもっと受け入れてほしいという考えです。かつてのように、患者がいるところには足を踏み入れたくないと言う人はもういません。夏祭りやそれまでの地域交流の積み重ねで、地域の人たちが自然に受け入れてくれるようになったことは大きな喜びです。

病院と地域に住む人々の間にあった透明な壁は今はすっかりなくなりました。病院の前の道路は小学校の通学路になっており、患者たちが歩く横をごく自然に小学生たちが通学しています。地域の人たちは普通に患者たちと接し、だれも特別な目を向けることはありません。少なくともこの地域では患者に対する偏見や差別は見られなくなってきたのです。病院を開いて10年の成果を噛みしめ、ようやくここまできたかという思いでした。

１９９０年、受け入れ土壌は整ったと判断し、患者が退院後に生活するためのグループホームを病院に隣接して作ることを決めました。もはや地域に反対する人はいません。建設中、地域の人から何を作っているのかと聞かれましたが、元気になった患者が住む家だと答えても拒否感はありませんでした。むしろ、ご近所さんが増えるのねと、当たり前のように受け止めてもらえることに胸が熱くなる思いでした。これまでの地域活動が実を結んでいるのだと実感し、ともすれば建設に反対しがちであるといわれてきた地域の人たちの存在が逆に心強く感じられたものです。

厳密には、退院し回復途上の患者が暮らすこの家は、制度的には「援護寮」というものです。当時、海外ではすでに登場していたグループホームの前身に当たる形で、入院治療の必要はなくなったものの独立した生活を営めないときに入るものです。精神保健福祉法による施設で、精神障害者生活訓練施設ともいわれます。現在のグループホームという名称は2006年に定められた障害者自立支援法（現在の障害者総合支援法）にのっとったものです。私が援護寮を精神障害者グループホームと称して開設したのは1999年が初で、以降、順次この機能をもつ施設を6棟作っていきました。

私がこのタイミングでグループホームを増やしていった背景には、当時すでに患者の親が高齢化していたことがあります。退院できるまでに回復したとしても、親が介護施設に入って家にだれもいなければ、患者だけで生活していくのは難しい場合がありますし、きょうだいがいたとしても患者とうまく折り合えないこともあります。当時、そのような例が増えてきていたため、家族のもとに帰れない患者の受け皿を整える必要があったのです。

グループホームというと一般には認知症の人向けのものをイメージされることが多いのですが、形としては同じようなもので、いわばシェアハウスです。退院した患者のうち、共同生活が可能な人には、基本的な生活は自分で行いながら必要に応じて世話人や生活支援人による日常生活の介助を受けます。病院と隣接しているため、具合が悪くなれば医師、看護師、精神保健福祉士、作業療法士などの専門家からサポートを受けることができるので、安心して暮らせるのです。

地域に「住む」ことがかなったことで、患者たちにはよりいっそうこの地域の住民であるという意識が芽生えてきました。病院主催のものだけでなく、地域で行われる祭りや清掃活動などにも積極的に参加する人が増えたのです。

早期退院に向けた効果的な治療法

精神疾患の治療で大切なことは、できる限り多くの人との関わりを増やしていくことです。そのために入院施設でもほかの施設でも、多くのスタッフを配置して患者とのコミュニケーションをできるだけ増やすようにしてきました。

さらに、精神科医療での「薬物治療」も目覚ましい発展を遂げます。薬物治療というと、どうしても人手の足りない病棟で、患者をおとなしくさせるためのものだった昔のイメージがつきまとってしまいますが、今はそうではありません。一般的な病気の投薬治療と同じです。私が精神科医になった頃に比べると、とても効果的な向精神薬がたくさん登場しました。

例えば、分裂病あるいは精神分裂病と長く呼ばれてきた統合失調症は、これまで不可逆的で治療困難ないわゆる不治の疾患とまでいわれ、深刻な場合には廃人というひどい表現で呼ばれることもありました。しかし、近年は研究が進んで効果的な治療薬も開発され、十分に回復が見込めるようになりました。幻聴や妄想の強い患者に用いることで気持ちが落ちつき、症状を安定させることができるようになったのです。

効果的な治療法の一つとして「修正型電気けいれん療法」があります。スタッフの少ない状況では安易に使うことはできませんが、麻酔科医による全身麻酔をして患者の状態を細かく観察しながら行えば、肉体的にも精神的にも少ない負荷で効果的な治療成果を得ることができます。以前は治療できないとされていた持病のある人、高齢の人にも治療が可能になっています。

病気に直接働きかける治療自体の効果が短期で上がるようになったことは、退院までの期間を短くすることにつながっています。患者自身、自分の体調が良くなったことを自覚できれば、早く退院して以前のように暮らしたいという希望をより強めることができます。患者自身が退院したいという気分になることがいちばん大切です。症状が改善されても退院を拒否する人も多くいます。

精神疾患の回復ケアにはマンパワーが必要不可欠

精神疾患は、治療はもちろんスタッフによる患者への働きかけによって、慢性化させずに短期で症状を落ちつかせていくことができます。これは私だけでなく患者に関わっているスタッフすべてが実感していることです。しかし、これは精神科特例で定めたわずかなスタッフ数では実現できません。治療そのものも、人との関わりを通して得られる回復も、多くのスタッフがいてこそ効果が得られるものであり、そのためにはむしろ他の診療科以上のスタッフ数にしてしかるべきです。今なお配置基準も診療報酬も変わらないまま、マンパワーを増やしていくことは並大抵のことではありません。

近年は精神医療の研究も進んできて、患者と寄り添い、ともに歩むケアの重要性が指摘されています。十分な人手と適切な治療さえそろっていれば症状は落ちつくこと、さらにはできるだけ早いうちに適切な治療に取り組むことで、症状がひどくなることを抑えられることも分かりました。風邪などのようにそのときの症状だけを抑えればよい病気ではなく、ある意味では糖尿病などのように一生付き合っていく病気だといえるので、いったん良くなったと思ってもまた症状が戻ってしまうこともあります。そうならないようにみんなでサポートし、もしも症状が戻ってしまったときはまた治療をするということを繰り返す必要があり、マンパワーはいくらあっても余ることはありません。しかし、その先に必ず回復の希望があるのです。それが患者を地域へ帰すことを目指す私たちがたどり着いた答えであり、一緒に走り続けてくれた患者たちが教えてくれたことです。

徹底した早期治療のための「スーパー救急病棟」

「患者を病院から地域へ」の歩みに間違いはなかったと確信をもった私たちが次に取り組んだのが、精神科の救急病棟を開設することでした。退院までの期間をいかに短くするかは、早期治療にかかっています。それはすでに分かっていたので、集中して早期治療ができる場所の創出を目指しました。

2002年に精神科救急入院科病棟という新しい形の病棟が国によって提示され、診療報酬表にも掲載されました。「患者を病院から地域へ」という国際的な流れを意識しながらも、具体的な改善を進めることができずにいた状況の打開を試みたものです。「スーパー救急病棟」と呼ばれる非常に高規格で設置基準が厳しいものでしたが、私たちはこれにのっとって早期治療を目的とした救急病棟の設置を進めました。

・病院が精神科救急医療システムに参加していること
・病棟専従医師が入院患者16人あたり1人以上、精神保健指定医が常勤で病院に5人以上配属されていること
・看護師が入院患者10人あたり常時1人以上配属（10：1）されていること
・病棟専従の精神保健福祉士が2人以上配属されていること
・個室が病床数の半分以上を占めること
・年間の新規入院患者の6割以上が措置・緊急措置・医療保護・応急入院（任意入院ではない）であること
・4割以上が新規入院患者（3カ月以内の精神科病院への入院歴がない）であること
・地域で1年間の措置・緊急措置・応急入院の新規患者を4分の1以上受け入れている

こと
・時間外、休日または深夜の入院件数が1病棟につき年間30件以上であること
・新規入院患者の6割以上を入院日から3カ月以内に退院し、在宅へ移行できること

これほど厳しい基準は入院施設のある精神科病院にとってはとても高いハードルでした。精神科特例基準を受け入れている病院がここまで一気に体制を整えることはほとんど無理ですし、そもそも退院させた患者の受け入れ先もないはずです。

しかし、これまで国の体制とはまったく別に、独自の方法で患者を地域へ戻すしくみを築いてきた私たちは順調にこの基準をクリアすることができ、２００５年に無事、山形県で初めてスーパー救急病棟を開設するに至りました。

精神医療を巡る国の施策はこれまでなかなか進まない状況が続いていただけに、このスーパー救急病棟の導入は画期的でした。独自に社会的入院の患者の退院を促し、地域で暮らせるための体制づくりに取り組んできた病院のみがクリアできるレベルの基準を出したのは、評価すべきことです。これによってこれまで一般の病院医療に比べても収

容中心で不当に低く抑制されてきた精神科医療に対する医療費がまっとうなレベルに設定されるようになったということでもありました。真の精神医療に取り組むためにはこれだけの人員、施設、運用が必要なのだと国が示したことになったわけですから、それは大きな意義があります。

私たちの医療法人では3つの精神科病院を有していますが、これら3病院すべてでスーパー救急病棟をもつに至っています。病棟に救急で入院してきた患者は3カ月以内に退院させなければいけないという目標は患者にもスタッフにもとてもハードではありますが、ともに努力をすることで互いに最善の結果に結びついています。2022年9月現在でのスーパー救急病棟の平均在院日数は3院とも60日余りで目標の3カ月を大きく下回っています。

2009年、治療抵抗性の強い統合失調症に有効性の高い薬、クロザリルが日本で発売されました。これまでなかなか治すことが難しいとされてきた病気への希望となる一方で、副作用として血液の病気になるリスクもあるため、その分野の専門医としっかりした連携の取れる病院でしか使用は許されていません。幸い、私たちの病院は連携体制が整い使用が許可されており、2020年の診療報酬改定でスーパー救急病棟での使用も算定可能となりました。これはスーパー救急病棟での治療・ケアが行き届いている証でもあります。

なかなか治りにくい病気に対して、いたずらに入院を長期化させるのではなく、適切な治療を実施して早く退院させることが、これからの精神科医療であると国も考えているのだと私は理解しています。

地域移行強化病棟の設置

2016年の診療報酬改定時、国は地域移行強化病棟の導入を発表しました。1年以上の長期入院患者を1カ月に1人ずつ退院させることを1年継続させるという病棟です。病院としては高い診療報酬を得られる代わりに、設置基準も厳しく、長期入院患者を退院させたあとは当該病棟の病床の3割を削減しなければいけないことになっています。スーパー救急病棟に引き続き、患者を退院させ地域に移行させるための国の荒療治です。

これまで長期入院患者を囲うことで経営を安定させてきた精神科病院にとって、入院病床はある意味財産でした。新制度による病棟の運用は、いくら医療費が高いといってもそう簡単に足を踏み入れられるものではありません。この制度が開始された年に届け出た病院は、全精神科病院のうち16％でした。試みてみたものの維持できずやめてしまった病院もたくさんありました。

私たちの病院にとっても、これだけの急な病床数の削減は決して楽なことではありません。しかし、これは今まで私が理想として突き進んできたことの実現にほかならないと考え、私は医療法人内の3病院に地域移行強化病棟を設けました。

実行に当たり、患者によって在宅支援管理料、多職種による退院時共同指導料、通院患者への継続的な支援への加算など、退院した患者へのサポートに対する医療費が以前に比べずいぶん認められるようになりました。退院患者を地域で支えるために必要なこと、退院患者だけでなく地域で精神疾患に悩む患者をサポートする取り組みを一つひとつ進めてきたことが、今ようやく評価されるようになったとしみじみと感じています。

早期退院支援で大切なこと

入院患者が短期で退院するために最も必要なのは早期に有効な治療を実施することです。患者は自らの体調が良くなってきたと実感することで、退院への意欲が高まります。患者自身が改善を実感するタイミングを見計らって、適切な時期に退院へ向けてのフォローに取り組み、院内外での作業療法を通じた生活スキルの習得やコミュニケーションのトレーニングを進めます。こうしたプロセス自体は当初から大きく変わるものではありませんが、より多くの人員を配置することが可能となったことで、患者のささいな変化まで細かく汲み取ることが可能となり、患者の気持ちも含めて退院への丁寧なサポートができるようになりました。

スーパー救急病棟や地域移行強化病棟の制度ができるまでは、私たちはすべて自力で、かつ手探りで模索しながら医療に取り組んできました。そこで、質に見合った医療費を投入できるようになったことで、現場でもゆとりをもって治療、ケアに取り組めるようになったのは大きなことです。地域の受け入れ態勢の充実も順調に進んでおり、送り出す側も受け入れる側も信頼関係ができていました。それによって、患者も安心して次のステージへ進むことができるのです。

かつてイタリアでは精神科病院を撤廃したあと、地域で暮らしながら治療をしても再び病状が悪化した患者がいたことで批判が起こりました。しかし、症状が出ればまた治療をすればよいというスタンスで、総合病院に入院病床を設けて対応しています。私の病院でも、退院後に状態が悪くなればいつでも戻ってくればよい、心配する必要はないと言って患者を送り出しています。

患者が退院に向けた気持ちを形成することも大切ですが、一方で、状態が悪くなったらいつでも戻れる場所があると思ってもらうことも必要です。退院したからもう戻れないという緊張感は症状悪化の原因になります。ただでさえ環境の変化が苦手な患者たちです。病院に戻ることは逃げていることではないと、私たちはしっかり伝えています。いつでも休むために帰ってくればよいという、退院支援とは一見すると逆に見えるメッセージが実は患者の心の支えになるのです。

入院病床の削減により患者だけでなくスタッフも地域に移行

スーパー救急病棟、地域移行強化病棟の導入によって私たちの病院も入院病床を大幅に減らすことができました。以下は、法人内3病院の病床数の変化です。

3病院の合計病床数でいちばん多かったのが2007年で420床でした。以後スーパー救急病棟、地域移行強化病棟の実施を経て、病床数が減り、3院合計では91床のマイナスとなりました。全病床数を21・7％削減したことになります。3病院のうち地域での受け入れ態勢が最も進んでいる佐藤病院だけを見ると、全病床のほぼ3分の1を削減したことになります。

退院した患者はデイケアに通所、またはグループホームに入居しています。グループホームで暮らす患者の多くは、日中はデイケアにも通って楽しみながらも規則正しい生活を送っています。地域へ帰る目標を果たした患者のなかには、さらに次の目標である就労に向けて頑張っている人も少なくありません。これらの患者は何もせず入院生活を送っていれば退院は難しく、病院の外でいきいきとした暮らしを送ることはできなかったはず

病床数の変化

	2007年	2022年	減少数(割合)
法人内3病院	420床	329床	-91床(21.7%減)
佐藤病院	165床	114床	-51床(30.9%減)

(院内資料より作成)

		2007年	2022年	増加数(割合)
通所施設	精神科デイケア	120人	190人	70人(58%増)
	認知症デイケア	75人	123人	48人(64%増)
福祉施設	援護寮・グループホーム	37人	86人	49人(132.4%増)

(院内資料より作成)

です。

今後の目標としては、グループホームのタイプを多様化し、入居者それぞれの状態に合わせて選択できるようにしていくことです。地域へ戻った患者たちは実にいろいろな活動に参加しています。

この大幅な病床削減は、病棟を一つまるまるなくしたことと同じです。今まで病棟の仕事に従事していた職員は病院を出て、地域で患者を支える側に回ってもらうことにしました。

病院の病床数減少に伴って医療部門に関わる勤務者が少なくなり、代わりに通所部門、障害者福祉部門の職員の数が増加し、職員総数はむしろ増えています。このことは地域で生活する

職員の推移（佐藤病院）

	2006年	2022年	増減数	
精神科医療部門	202人	161人	−41人	
通所部門	38人	64人	+26人	計84人
福祉部門	12人	70人	+58人	

（院内資料より作成）

患者が多くなっていることを表しています。また、地域で支えるスタッフが充実していることも数字が示しており、これは全体として地域移行が推進できていることにほかなりません。多くの職員は異動を経験することになりましたが、さまざまな経験をした職員が交じり合うことで、多角的に地域を支える多くのアイデアが生まれることにつながっています。

診療所開設当時に比べて、職員数はとても増えました。みな「病院から地域へ」の理想を追い続けてきた同志、病院の理念を知ったうえで仲間に加わってくれた人ばかりです。同じ目標に向けて、これからも知恵を出し合っていきたいと考えています。

短期で退院した患者ほど地域に戻りやすく、症状も落ちつきやすい

短期間で退院できるということは、早期治療が成功したということでもあります。今は治療法も進化して症状が長く続くことは少なくなりました。スーパー救急病棟での平均在院日数からも分かるように、多くの人は長くても2カ月で退院していきます。入院が長くなればなるほど元の生活に戻りにくくなり、短ければ短いほどスムーズに元の生活に戻ることができるのは、ほかの病気と同じですので、やはり早期に退院することは重要です。

厚生労働省によれば2018年の精神科病院の平均在院日数の全国平均は265・8日です。私の病院の平均在院日数は2013年時点でも病棟全体で165・6日と全国平均より大幅に短かったのですが、2018年、2022年にはさらに短くなり、救急病棟でもかなり短くすることができました。全国で救急病棟をもっている病院の平均在院日数は2018年時点で219日ですが（日本精神科病院協会調べ）、当院の場合、一般病棟を含めた病棟全体の在院日数でも、118・4日と全国平均日数の約半分の数字を実現で

きています。これはまだ国の制度も整わないうちからの地道な積み重ねの成果です。

早く的確な治療をすれば症状は改善します。完治することはなくても症状が改善していれば寛解と呼んでよいということは、国際的にも共通理解となってきています。しかし、症状が良くなっただけでは寛解とはいえず、患者の生活の質が安定し、患者自身が幸せな気持ちをもてることが本当の意味での寛解だと思います。

平均在院日数の推移

	2013年	2018年	2022年
救急病棟	80.3日	84.9日	64.9日
病棟全体	165.6日	118.4日	107.6日

※2013年（10、11、12月の平均）
2018年（7、8、9月の平均）
2022年（7、8、9月の平均）
（院内資料より作成）

私の病院の患者たちの多くが、ただ退院しただけでなく、地域でサポートを受けながら日常の生活を楽しんでいます。精神科デイケアに通所している患者やグループホームに入居している患者がふざけて楽しそうにしているとき、私が冗談交じりに再入院をほのめかすと、患者たちは口々に入院はいやだと言って笑顔を見せます。もう入院はしたくない、ずっと外で暮らしたいという言葉から、彼らが地域での生活に満足していることが伝わってくるのです。彼らの笑顔を見るたび、自分の取り組みは間違っていなかったのだとうれしくなります。

退院してから一度地域に戻って暮らしたあと、再発して症状が戻ってしまうのはやむを得ないことです。しかし、再発から再入院して治療を受けた場合、一度地域に出ている患者は再発後の改善も早いことが分かりました。

私の病院の地域移行機能強化病棟を退院した患者の再入院に関する調査によれば、退院後にグループホームに入居した人のなかには、環境の変化によるストレスなどですぐには対応できず、精神的に不安定になって再入院をした人が多くいました。全体の平均期間と比べても1カ月近く早い再入院となっており、一見すると再発率は高いように感じます。しかし、グループホーム入所者の再入院の場合、入院期間は全体の再入院者の入院期間より短期間で済み、再度グループホームに戻ることができています。退院後にサポートを受けながらでも自立して生活した人たちは、そうでない人よりも再入院期間は短く済んでいるのです。また、グループホーム入所前の入院期間と比べると雲泥の差です。

グループホームで生活していた人が再入院して退院したあとは、初めての入居のときよりも安定して過ごすことができています。グループホームに入居していると、スタッフたちの目もあるので、再び症状が悪くなるのを早期に発見でき、すぐに治療につなげることができるためです。ここでも早期発見早期治療が、患者にとってどれほど大切なことであるかが示されています。

退院した患者たちのいきいきとした暮らしぶり

地域でイベントがあるとき、私も参加するようにしているのですが、すぐにグループホームの患者たちにとり囲まれてしまいます。地域で暮らしている患者は症状が悪化しない限り、診察室で会うことがなくなったため、たまに顔を合わせると口々にその日の出来事や、日常生活の他愛もないことを報告に来るのです。私は一人ひとりの顔を見るたび、入院していた頃の様子を思い出します。最初はまったく口もきいてくれなかったこと、会うたびにいつ退院できるのか聞かれていたこと、グループホーム入居直前に不安だと泣いていたこと……それらを越えて、今、毎日を楽しみながら日常生活を送って

地域移行機能強化病棟退院者調べ（佐藤病院）

・対象期間　2020年～2022年の2年間
・対象患者　1年以上の入院患者　37人（男性13人、女性24人）
・対象の疾病　認知症　15人
統合失調症　13人
気分障害　4人
依存（アルコール）
強迫障害
発達障害
てんかん
（各1～2人　計5人）

退院患者のうち、期間内に再入院した人　12人（全体の32.4%）

退院後の受け入れ先	再入院までの日数	再入院期間
自宅・アパート・老健*・特養**・グループホーム全体	102.1日	72.7日
グループホーム	73.5日	46日

*介護老人保健施設　**特別養護老人ホーム
（院内資料より作成）

いる様子を垣間見ることは何よりうれしいことです。

私たちの病院は現在、ショッピングモールからほど近いところにあります。大きなバイパス道路と、地域でよく使われる生活道路に面した場所です。病院に隣接して、退院した患者たちが暮らすグループホームや就労支援センターなどがあり、敷地を区切る壁や柵のようなものは何もありません。

ある日、このあたりに住む友人に会うために遠方からやってきた人がショッピングモールを訪れたあと道に迷って病院の敷地に入ってしまいました。キョロキョロしていると、荷物を持った女性が声を掛けて丁寧に案内してくれました。途中、その女性は病院の入口の窓拭きをしていた青年たちや、病院の近くで花壇の草花に水をあげている人と元気よくあいさつを交わしていました。

目的の場所にたどり着き、その人は友人に、道案内をしてくれた女性の話をし、近隣の住民たちが自然と声を掛けあう光景をほほえましく思ったと話したそうです。実はここが精神科病院で、周囲には患者が多く暮らしていること、声を掛けあっていた人たちはおそらく患者だろうということを伝えると、そんなことにはまったく気づかなかった、地方の町は温かくて良いなと思った、と言います。さらに、病院の駐車場で毎年行われる夏祭りでは2千発の花火が上がることを知ると、絶対に花火を見に来たいと言っていたと、私に教えてくれました。

何も知らない一般の人の目には、患者たちがいきいきと暮らす姿が、ここは精神疾患の患者が暮らす場所ではなく、地方の温かい町に映っていたのです

退院後も途切れない医療との関わり

退院した患者を地域へ帰すということは、退院後も医療支援が継続されることが前提です。自宅へ帰った患者は精神科デイケアに通い、本人からの相談の有無にかかわらず、スタッフが患者の体調変化で気になることがあれば主治医に伝えられるしくみをつくっています。

精神科デイケアでは、必要とあれば看護師たちが患者の自宅に訪問をしています。欠かさず通ってきていた患者の休みが続いていれば様子を確認し、デイケアに出てこられないということであれば、顔を見にいってもよいですかと確認して、患者の自宅を訪れて本人や家族と話をします。治療が必要なら医師の診察につなげ、服薬が乱れているようなら薬の飲み方を本人と家族に伝え、気になることがあれば主治医に相談しています。必ずしも病院で受診をしなくても、医療から遠ざかることはありません。

グループホームも同様です。現在は症状が落ちついている患者が入るタイプのグループホームと、介助が必要な人が入るタイプのグループホームの2種類があります。前者には世話人が、後者には看護師や精神保健福祉士などが常駐しています。常に患者の状態をスタッフが見守っていますので、何かあればすぐに医療につながります。

自宅に戻って継続して治療が必要な患者には、医師の指示に従って訪問看護を実施しています。患者の状態に合わせ、日常の看護や医療処置のほか、生活能力の維持・向上に対する援助やリハビリテーションが必要であれば作業療法士も同行します。

通院の必要があるにもかかわらず中断したり、服薬中断によって症状が悪化したりした場合は、原則24時間365日相談が可能になっています。本人もしくは家族からの要請があれば、いつでも医療の手は差し伸べられます。

以前、私の病院では県から指定を受けて、精神障害者訪問支援推進モデル事業（アウトリーチ推進事業）に参加していました。アウトリーチとは英語で手を伸ばすこと、差し伸べることを意味します。精神疾患があるにもかかわらず精神科を未受診の人、受診を終えてしばらく経過した人、治療を自己中断している人など、医療の枠組みから外れてしまった人を対象とした事業で、看護師、精神保健福祉士などの多職種から構成されるアウトリーチチームが訪問支援に当たっていました。訪問支援によって新たな入院や再入院を防ぎ、地域での生活を維持していこうという取り組みです。

モデル事業そのものは2013年で終了しましたが、事業の経験を活かし、私たちは患者が地域で医療の枠から取り残されないようなしくみを整えていきました。だからこそ、患者を安心して地域へ帰せるのです。退院しても心配ないことを患者にも丁寧に伝えることで、患者自身も安心して地域での生活を目指すことができるのです。

「精神障害者」は制度上の呼称

私はここまで一貫して（精神疾患のある）患者と表現してきました。似たような言葉に精神障害者という言葉がありますが、こちらは精神障害者保健福祉手帳を所持している人を意味します。

精神障害者保健福祉手帳の交付は、なんらかの精神障害により、長期にわたり日常生活または社会生活への制約がある人が対象です。対象となる疾患は、統合失調症、うつ病、躁うつ病などの気分障害、てんかん、薬物依存症、高次脳機能障害、発達障害（自閉スペクトラム症、学習障害、注意欠陥多動性障害等）、そのほかの精神疾患（ストレス関連障害等）と定められており、手帳には1級から3級までの等級があります。

【1級】精神障害であって、日常生活の用を弁ずることを不能ならしめる程度のもの
【2級】精神障害であって、日常生活が著しい制限を受けるか、又は日常生活に著しい制限を加えることを必要とする程度のもの
【3級】精神障害であって、日常生活若しくは社会生活が制限を受けるか、又は日常生活若しくは社会生活に制限を加えることを必要とする程度のもの

（厚生労働省「精神障害者保健福祉手帳」）

手帳は初診から6カ月を経過してから申請し、有効期間は2年間で自動更新はできません。医師の診断書を添えて更新の手続きが必要です。手帳を持っていれば障害者自立支援医療（精神通院）制度の手続きも簡単になり、各種の福祉サービスを受けることができます。

退院後も医療や福祉サービスを受ける人は制度上、精神障害者と呼ばれます。最近では障害の「害」の字をどう考えるかによって「障碍」と表記されたり「障がい」と表記されたりします。２０１０年に障がい者制度改革推進会議で表記をどうするか議論しましたが、結論は出ず今に至っています。

私はこれまで、常に目の前の患者のことを考えて行動してきました。制度上の言葉ではなく、他の診療科の医師が考えるのと同じように、患者は障害者ではなく、あくまでも患者なのです。そのため、制度上のことを語るときは精神障害者としますが、本書では基本的に患者と表記しています。

第3章

精神障害者が地域での生活を取り戻すために
地域包括ケアシステムを導入

専門外来の設置は受診のハードルを下げる

精神科も一般の診療科と同様に医療の専門化が進んできました。それぞれの分野に詳しい医師が診察に当たることでより細やかな診断と治療ができるようになります。

現在、法人内で対応している専門外来はアルコール外来、依存症外来、もの忘れ外来、児童・思春期外来、ストレス外来、引きこもり外来、発達障害外来、不安症・恐怖症外来、睡眠外来、不安症・パニック障害外来、うつ外来と、たくさんの種類があります。地域の要請にも応えるうちにどんどん増えていきました。

専門外来は、精神科病院を受診することに抵抗を感じる人にも気軽に受診してもらえるように始めた体制です。各分野に強い医師や看護師、精神保健福祉士などのスタッフを充実させたことで、小さな変化であっても専門のスタッフの目で判断できるのが大きな利点です。

退院した患者には、症状が急に悪化したときだけでなく、ささいなことでも心配なことがあったらいつでも病院に来るように伝えています。一般の人にとっても精神科受診のハードルを下げることには大きな意味があります。重症化しないうちに早い段階で対処することが重要だからです。

退院した患者を見守り、サポートするさまざまな施設

退院した患者を見守り、サポートをするのは福祉の役割です。役目を担う施設として、指定相談支援事業所・地域活動支援センター（当法人では「ライフサポートとまり木」として稼働）、その他グループホーム、精神科デイケア・ナイトケア、就労支援センター等があります。

福祉についてのあらゆる相談に対応するのが指定相談支援事業所です。障害者総合支援法に基づいた事業所で、委託を受けた自治体に住んでいる患者やその家族であれば病院や施設に通っていなくてもだれでも利用でき、地域で暮らす患者が受けられる障害福祉サービスについての相談窓口になっています。精神科デイケアや就労支援センターなどを利用したい場合も、まずはここでサービス等利用計画書を作成します。どんな福祉

サービスを受けられるのか分からない、どこに相談してよいか分からないという場合もここで相談することで必要な窓口につないでもらうことができます。退院して福祉サービスの利用を始めた人でも、心配なことや悩みごとがあれば気軽に立ち寄ってもらうように呼びかけ、相談を受け付けています。

地域活動支援センターは、地域で生活している患者に生産活動や創作活動の機会を提供したり社会参加を促進したりする場所で、障害者総合支援法に基づいた事業所です。具体的には食事サービス、日常生活での支援や助言、生活をしていて生じる困りごとへの対応、手芸やパソコンなど趣味や余暇活動に関するサポートなどに当たります。茶やコーヒーを飲めるコーナーも利用できるようになっています。精神科デイケアや就労支援センターでほかの人と交流するのは気が進まないという人でも気軽に訪れることのできる空間です。ふらっと遊びにいく感覚で訪ねるうちに精神科デイケアの利用者に誘われ、試しにデイケアについていったら想像以上に楽しくて通い始めることになったという人もいます。興味のあることに出会って就労支援やさらなるチャレンジに結びついていくことも少なくありません。

以前、ある患者が暇をもて余しているというので、身近で何かできることはないかとスタッフと相談する場面がありました。その患者は内装業の経験があったので、障子やふすまの貼り替えを思いつき、同じセンターの利用者や法人内の施設などから仕事を請け負うことになりました。自分の得意なこと、好きなことをするときはだれでもいきいきとします。多くの患者がこのように、無理なく再び好きなことを見つけられることを期待します。

1990年に援護寮から始まり、その後グループホームと改称するようになった施設は今では9棟あり、88人の患者が生活をしています。サービス名は指定共同生活援助事業所といい、今では自宅で生活している患者が一時的に自宅で暮らせなくなったときに短期入所できる指定短期入所事業所も併設され、一人暮らしに移行するときや一人暮らしの継続に支援が必要になったときにサポートする指定自立生活援助事業所も備えています。最初の1棟を建設するまでに実に8年越しの取り組みでした。その期間のほとんどが地域と患者の距離を近づけることに費やされていたといっても過言ではありません。今のこの地域の様子を見ると隔世の感さえします。患者が地域で安心して生きていくためのしくみをつくるためには、やはり長い時間と多大なるエネルギーを掛ける必要があるのだと思います。

精神科デイケアは、退院したあと家に閉じこもることなく、多くの人と楽しく交流をするための場所です。それぞれの施設で地域の実情に合わせ、趣向を凝らしたプログラムが毎日組まれています。医師の管理のもと、看護師、精神保健福祉士、作業療法士、ケアワーカーが一緒に参加しており、場合によってはスタッフが利用者の自宅を訪ねて、生活上のアドバイスや相談・看護を行うこともあります。また、設置している地域の実情に応じ、開所の時間帯に流動性をもたせることも大切です。家族が共働きの多い地域なら、家族の出勤時間に合わせ早めの開所が求められます。通所者が就労支援に通っている、あるいは就職している場合なら、仕事帰りに寄って、夕食もともにできるよう夜間も開所するナイトケアの設置が求められます。さらにプログラムも通所している人の年代、目的によって柔軟に考えることが必要です。例えば、就労や健康維持を目指して体力をつけたい人向けのプログラム、介護予防を目的としたプログラム、人との交流が苦手でまだ一緒に活動はできなくてもそこにいるだけでよいというプログラムに分けるなどの工夫もできます。

最近増えているのが小・中・高校生の精神疾患です。病院での治療も大切ですが、多くは学校に行けない状態でもあるので、家庭と学校以外の安心できる居場所をつくってあげたいと思っています。病院では児童・思春期外来を設け、通院・入院する子どもたちや、学童期を過ぎた若い患者を受け入れられる専門のデイケアを設置することも一つの方法です。若い年代は将来就労を目指す患者も多いはずなので、就労の目標に特化したプログラムをもつことも必要です。

認知症患者向けの専門デイケアもできればいいのですが、難しい場合はプログラムで工夫をすればよいと思います。介護が必要な人でも参加できるものを用意したり、年齢別のプログラムにして脳トレや介護予防ができるコースを用意したりするのも一つの方法です。

私は病院開業当初、デイケアの設置について県に相談に行ったときに担当者から、採算が合わないことはやめたほうがよいと言われました。なにせ山形県では初の試みでしたから無理もありません。あれから40年余りが経ち、今ではデイケアは福祉サービスにも盛り込まれ、あちこちで実施されるようになっています。福祉施設を運営している医療機関ではいまやデイサービスは収益の柱になっているところも多いのですから、昔からは考えられない時代となりました。同時に、私の歩んできた道は間違っていなかったのだという自信にもつながっています。

社会参加を目指す就労支援センター

就労支援センターは、一般企業への就労が難しい人や離職した人、仕事に就きたいと考えてはいるものの不安があって訓練をしたい人たちに対して、知識や能力を向上させ、必要に応じて訓練を行いながら就労の支援を行う場所です。

病院開業当初から、就労支援についてはいろいろな形を模索してきました。以前は近くに工場がたくさんあり、就労支援は内職として依頼されることも多かったのですが、今は工場が軒並み海外に移転してしまい、そのような仕事は皆無になりました。

また、病院の近くにある温泉街の旅館からも簡単な仕事を用意してもらっていたのですが、近年、仕事のマニュアル化が進み、依頼される仕事もなくなってしまいました。しかし、患者にとって仕事をすることへの意欲をもち続けることは大切です。

いろいろ模索した結果、地域の名産品であるぶどうの栽培に関わらせてもらうことになりました。農業は後継者不足によって山形でも遊休農地が目立ちます。そんな遊休農地の一部を借りることができたのです。農園の名前は職員からの公募で「ふれあいファーム」に決定しました。その名のとおり、人と人とのコミュニケーションを大切にした活気ある農園へと成長しています。

ぶどうの世話は収穫まで細かな作業の連続です。種なしにするためのジベレリン処理(房ごと薬液に漬ける作業)、摘房、摘粒、傘かけなど、栽培している間は次々に作業が続きます。集中してじっくり向き合うことが必要なこれらの仕事は、患者たちの特性に合った仕事だと分かりました。今では専門家の指導のもと、品質の良いぶどうを作ることができるようになり、毎年収穫時期には、ほかのサービスの利用者も招いてぶどう狩りをするようになっています。自分たちが手間を掛けて育てたぶどうを、甘い、おいしいと褒めてもらった患者たちは、就労による達成感と満足感を味わうことができます。収穫

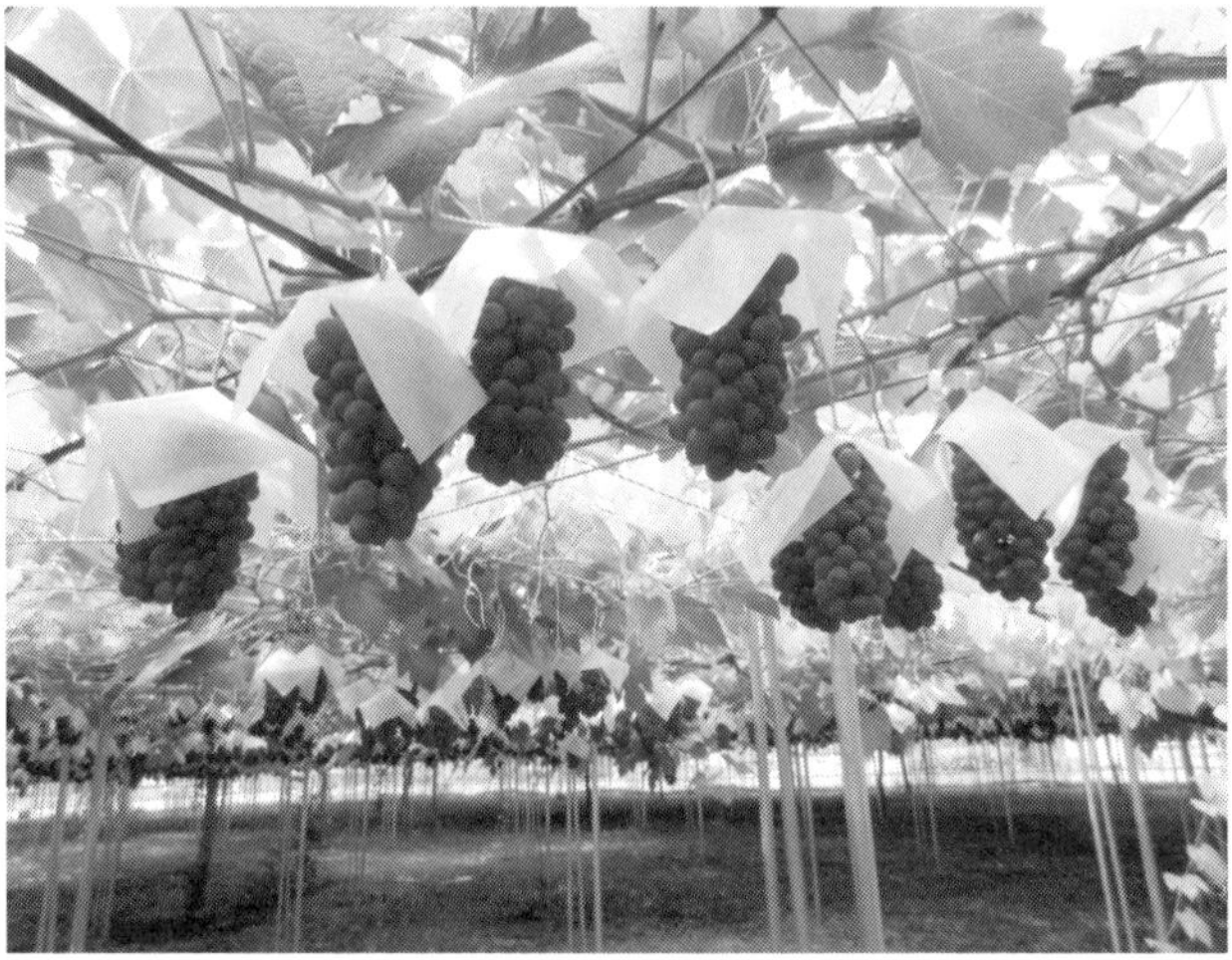
房の一つひとつに手作りの傘を掛け、ぶどうを雨から守っています

したぶどうは持ち帰って家族にも食べてもらい、家族も本人と一緒に就労の成果を喜びます。喜びの言葉があちこちに溢れ、とても充実した活動となっています。

収穫したぶどうの一部は、近隣の福祉事務所などに送っています。患者はこんなに立派な農作物を作ることができるのだと多くの人に知ってもらいたいからです。特に福祉関係者に質の高いぶどうを見てもらうことで、患者の能力を確かめてほしいと思っています。

楽しい収穫のあとは下草狩り、整地をします。そうした地道な作業がまた、翌年の収穫の喜びを倍増させてくれるのです。ぶどう作業を中心に行っている患者は冬の間作業ができないので、その時期は法人施設内の除雪作業に従事します。玄関先、通路、階段の除雪、つらら落としや垣根の雪下ろしと、力のいる大変な作業ですが、仕事をする喜びを感じながら毎年頑張っています。

ぶどう栽培と並ぶもう一つの柱がパンの製造販売です。就労支援センター内にはパン工房があり、若い患者を中心に多くの作業に取り組んでいます。生地をこねて成形して焼くことはもちろん、焼き上がったパンの袋詰め、ラベル貼り、販売、パンの生地を作るための粉の計量や仕込み、洗い物などいくつもの作業があります。それぞれ得意なことを見つけて目標をもって熱心に作業に励んでいます。工房それぞれで製造販売を行い、病院の売店や市役所などでの販売だけでなく、イベントに出店して多くの人に購入してもらっています。販売に携わっている患者もそうでない患者も、おいしかったよ、また買いに来るね、と声を掛けてもらうことで、さらに意欲が増してくるようです。パンの製造販売は短いサイクルで商品が出来上がり、購入者からの反応がすぐに返ってくる効果から、携わっている患者たちにとても良い影響を与えており、本格的にパンの製造販売の仕事に就きたいと考えている人が多いことが特徴です。

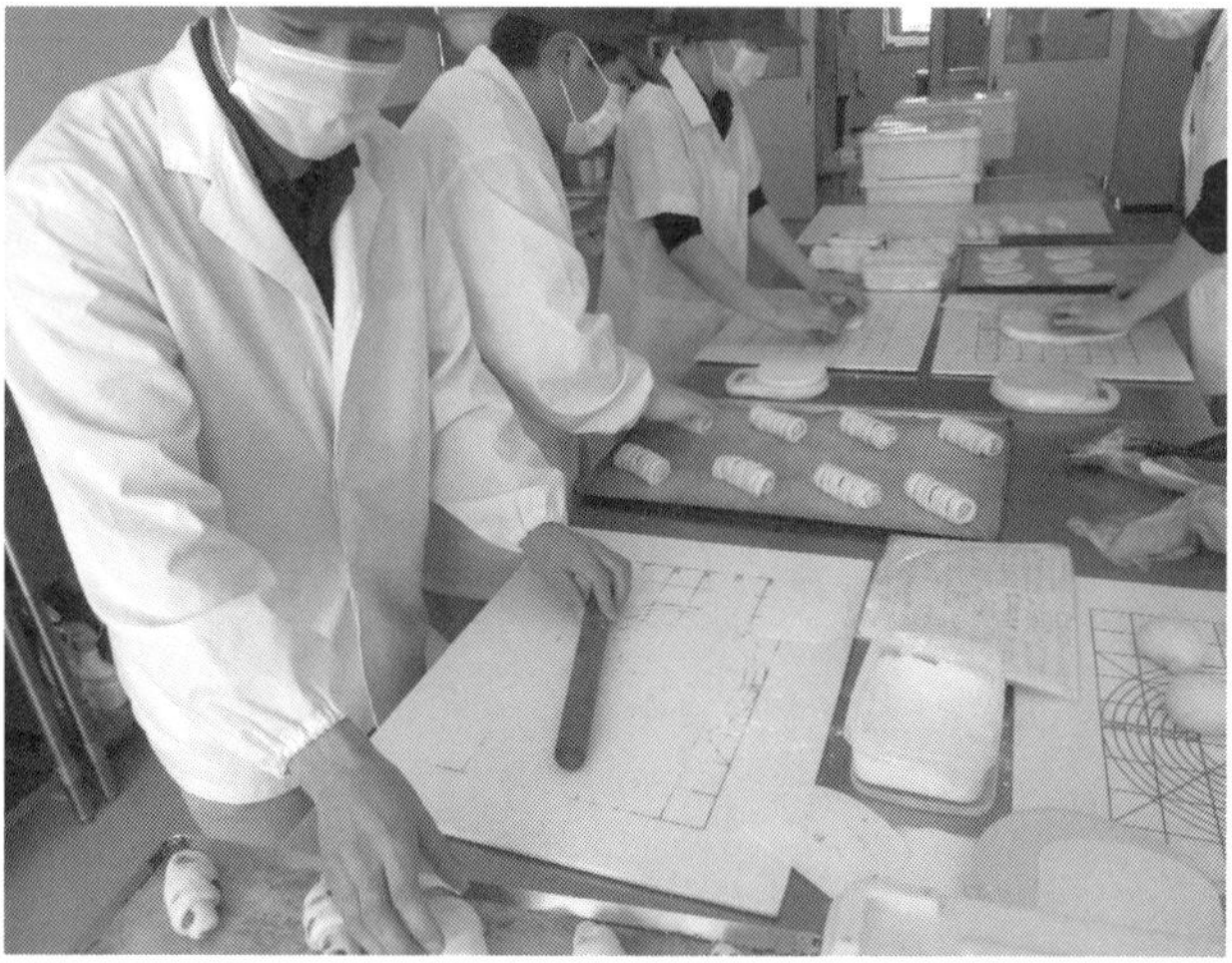

手際よくパンを成形している患者たち。本格就労を目指す人が多い、まさに本気の職場です

パン工房は法人内の3病院すべてに設置し、それぞれの場所で毎日数十種類を製造販売しています。新しく参加する患者たちは先輩患者から指導を受け、製造販売の仕方を学びます。患者たちは自信に溢れた様子で、見ている私も誇らしい気持ちです。

彼らの就職を応援するとともに、今後は障害者総合支援法が定める福祉サービスの一つである雇用型の就労支援A型の施設として整備し直すこともいよいよ必要になってきたかと検討し始めています。

就労支援センターでの目標は、まず

は続けることです。今まで何をしても続かなかった患者が興味のある仕事に集中できるようになり、続けられているということに満足感を味わっている人も少なくありません。働くことの喜びと充実感を得て、一般就労や障害者雇用で仕事に就いている卒業生たちもいます。患者が地域で自立していくためには、仕事に就くところまで見通すことのできる就労支援活動が必要です。

交流活動を通じて得られる喜びや達成感

退院後の患者の前向きな気持ちをサポートする活動はたくさん考えられます。興味をもって取り組んだことが自信になり、周辺の人たちとの交流の拡大につなげられるしくみをいろいろ用意しておくとよいと思います。

私の法人での取り組みで最も大きな活動は精神科デイケア祭です。各病院の精神科デイケアごとに祭りを開催し、患者が中心になって準備を進め、地域の人をもてなします。デイケアごとにやり方は異なりますが、患者自身が役割分担を決めてミーティングを重ね、計画を実行していきます。食品模擬店を出す場合は当日までに何度も試作を繰り返し、手芸作品などを販売する場合は質の高いものにするにはどうするかを話し合いながら準備を進めます。来場した地域の人たちから、おいしいと褒めてもらったり、かわいいと声を掛けられたりするたびに患者は満足そうにしています。祭りを終えたときには、働く喜びや達成感を得ることができたと充実した時間を振り返っています。

デイケア・ナイトケアでは希望者によるクラブ活動も盛んに取り組んでいます。バレーボールやフットサル、卓球など大会にも出場して好成績を残すチームもあります。特にソフトバレーチームはメキメキと力をつけたチームです。精神科デイケアの患者によるチームで、週に2回、2時間ずつ厳しい練習に取り組んでおり、県の精神障害者バレーボール大会で優勝して東北大会にまでコマを進める強豪です。私も大会出場時は応援に駆けつけ、勝利の喜びを噛みしめる患者たちを見るのがとても楽しみです。

病院のオープン当初から参加しているイベントに「こころのフェスティバル」というものがあります。山形県の委託事業として日本精神科病院協会山形県支部が主催するもので、歴史は古く1980年から始まっています。これは心の健康に関する講演会が開かれたり、県内各地の精神疾患のある患者たちによる作品の展示があったりします。作品は県内6カ所で展示され、南陽市でも開かれます。

展示は、精神障害者の社会参加と心の健康づくりの促進を図ることを目的にしています。社会の理解が少しでも深まり、偏見や差別のない地域になればと、私たちもずっと参加してきました。絵画や貼り絵、大型のモザイク画、陶芸、書道、手芸作品など、患者が作業療法を通じて制作した力作ぞろいです。開催が始まった頃はまだ退院する患者は少なく入院は長期化しており、作品制作は入院患者たちの励みになっていました。退院者が多くなった今は、精神科デイケアに通う患者やグループホームで暮らす患者たちも作品を出しています。広く知られたイベントなので毎年楽しみにしている来場者も多く、1週間ほどの開催で来場者数は数千人にも及びます。自分の作品を出した人は展示を見に行くことが、次の作品制作へのモチベーションにもなっているようです。通所している施設を超えて活動エリアをさらに広げることが、患者の前向きな気持ちやモチベーションを支える大きな力になっていることは間違いありません。

2000発の大花火大会は地域交流のシンボル

患者が地域に溶け込み、スタッフだけでなく地域の人たちからも見守ってもらうには、地域との交流・連携は欠かせません。地域へ戻る患者が増えれば増えるほど、患者やサポートする人たちはその地域との結びつきを深めていかなければいけません。

開放的で地域に開かれた医療を実現することは、私の開業当初からの理想です。地域なくして自分にとっての理想の医療はあり得ないと考えます。

病院開設の翌年から始めた夏祭りは、この土地に根を張って暮らしていく覚悟をもった私たちが、この地を楽しく豊かなところにしていきたいと思ったからにほかなりません。

当初は小さな祭りだったのが、回を重ねるにつれて患者と職員が一丸となって趣向を凝らした屋台をたくさん準備するようになりました。焼きそばなどの食品屋台やおもちゃ釣りなどの遊戯屋台など、今では30店以上のバラエティ溢れる屋台が地域の人たちを迎えています。用意した商品は完売が相次ぎ、準備に販売にと精を出してきた患者たちも大喜びです。さらに周辺の取引業者にも協力してもらって作る2000本の焼き鳥

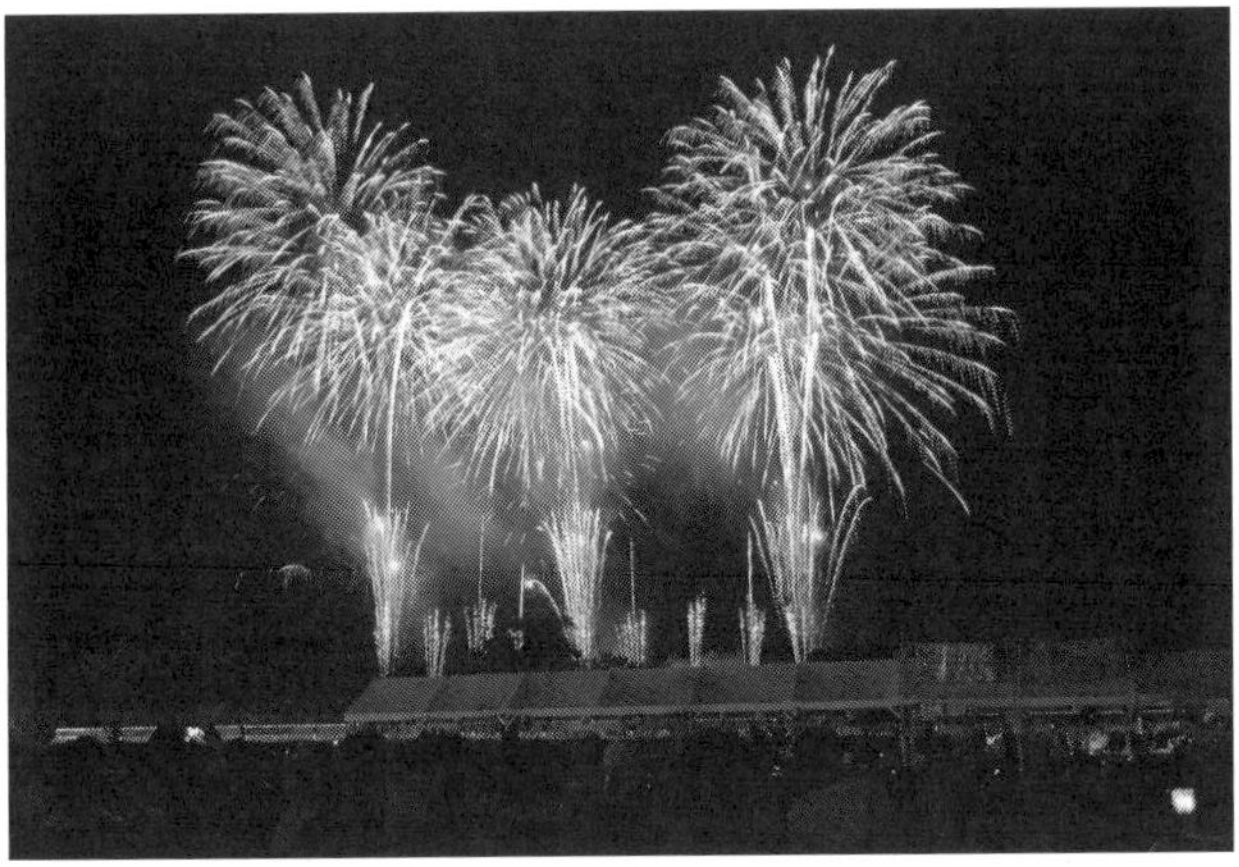
花火大会は地域の恒例行事になっています

はすっかり夏祭りの名物となり、毎年、開店前から大行列ができるほどです。

また、地域サークルのアトラクションも目玉の一つです。和太鼓、よさこいソーランなど見事な演技を披露し、華やかで楽しげな空間を一緒につくり上げています。

花火大会は当初、市販の打ち上げ花火を使い、職員がユーモラスに演出しながらアナウンスをしていました。そのときから比べると規模がかなり大きくなり、現在はプロの花火師による本格的な大花火大会になっています。毎年2000発以上を打ち上げ、夜空には迫力のある音とともに大輪の花を咲かせます。

病院は歴史の長い赤湯温泉と隣接していて、温泉街にあるホテルや旅館からも花火が見えるので、花火大会に合わせて温泉宿に宿泊する人も少なくないと聞きますし、この時期に毎年帰省する人もいるそうです。最近ではレジャー誌や花火大会の案内サイトにも掲載されているようで、季節が近づくと花火大会についての問い合わせが多く入ります。南陽地域の風物詩としてすっかり定着し、2～3千人の観客が毎年楽しみにしてくれていることをとてもうれしく思います。

病院の建設工事のために縮小開催を余儀なくされたり、コロナ禍で開催中止が決まったりすると、地域の人がとてもがっかりした顔をしていました。夏祭りはすっかり地域の祭りとなったのだと感じます。

関係者だけでなく、地域内外の人も楽しみにしている花火大会ですが、その翌朝は花火の燃えカス拾いが待っています。職員と、時には患者も交じりながら、前日の夜の思い出を口々に丁寧にゴミを拾い集めます。後片づけが終わるまでが夏祭りですが、この後片づけもまた、充実感を噛みしめるひとときでもあります。

夏祭りの屋台の準備や販売、後片づけを通じて患者は多くの体験をし、また来年も頑張ろうというモチベーションにつなげています。定期的に継続されるイベントや仕事に携わることは、未来への希望につながります。このような機会がクリニックの開業以来、どんどん増えています。これらはすべて患者にとってかけがえのない財産です。

自分たちが開催する夏祭りのほか、地元開催の祭りにも積極的に参加しています。お盆の時期には毎年、赤湯温泉の盆踊り大会に患者と職員が練習を重ねて踊り子として参加し、優秀賞を受賞することもありました。秋の「菊と市民のカーニバル」には患者と職員がいろいろなキャラクターに扮して毎年参加し、敢闘賞などを受賞しています。米沢市では、上杉雪灯籠まつりで雪灯籠作りに励むのが毎年の恒例行事となっています。これも患者と職員が一緒になって参加します。地域の人たちにとっても患者の参加はごく当たり前のことになっており、祭りやイベントを支える貴重な戦力として期待されているほどです。

地域の環境活動は診療所の開業当初から続き、歴史も長くなりました。グループホームの住人も自治会員ですから、リサイクル活動や清掃活動に地域の人たちと一緒に参加しています。その姿も地域では当たり前の光景として定着しました。

精神科デイケアでも定期的に病院の周囲のゴミ拾いや清掃をしています。デイケアによっては病院周囲からさらに範囲を拡大して、地域の美化に努めるところもあり、近隣の人たちから感謝されるようになったところもあります。地域周辺を花で飾る「花いっぱい運動」は新人職員のボランティアの伝統として続けており、道路を通りがかるドライバーの人たちからも喜んでもらっています。

こうして私たちは、患者と地域の垣根をなくし、自然な交流が深まるように試行錯誤を続けています。

野球部の選手たちの活躍が地域を盛り上げる

病院の野球部の選手たちも地域のために力を尽くしています。野球を通じた地域貢献としては、地域の子どもたちや中学校の野球部、スポーツ少年団の野球チームを病院のグラウンドに招き、野球教室を開いています。積雪期は病院の体育館を使って、野球の技術や楽しさを子どもたちに伝えています。選手たちは自分の培ってきた技術を子どもたちに伝えることで、地域の子どもたちの野球技術の向上に少しでも役立てればと考えています。

技術を教えるだけでなく、少年野球大会も開催しており、地域のスポーツ少年団の交流大会として、選手たちはボランティアで大会運営に当たっています。年齢は違えども、野球好き同士としてのつながりは強く、選手も子どもたちも楽しみにしている地域の恒例行事の一つにまで成長しました。

選手たちが野球以外の面で頼りにされているのが地域の力仕事です。雪かきなどは野球部ができた1981年以来、地域の人と一緒になって続けており、高齢者宅ではかなり頼りにされているようです。患者も加わり、みんな汗をにじませながらも和やかに取り組んでいます。

こうした交流の積み重ねもあり、選手たちが大会に出場するときは職員ばかりでなく地域の人たちからも大きな応援をもらいます。地域の若い人たちはリアルタイムで試合結果を確かめてくれたり、高齢者は試合の結果を気にして職員に尋ねてくれたりすると も聞いています。患者にも野球好きは多く、野球大会があると患者も職員も地域の人も

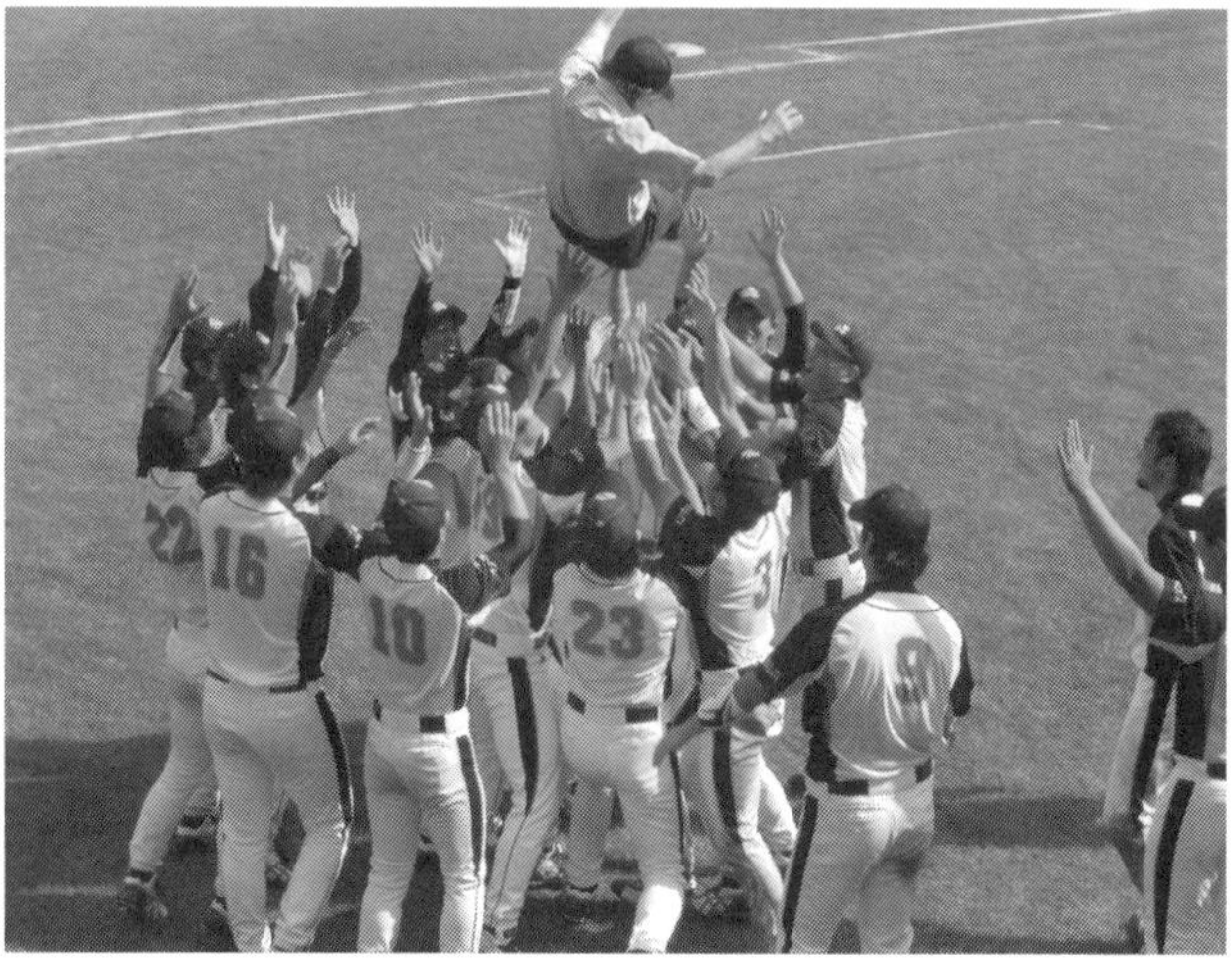

野球部が大会で優勝した際の様子

一緒になって、大応援団を組んで出かけます。全国大会に出るときには東京などの遠方にも出向きます。

選手たちは日々、法人内で働きながら厳しい練習と両立してきたことが現在の強さをもたらしています。地域の見知った顔がチームにいれば応援したくなり、選手は声援に応えて練習を重ね強くなり、そしてさらに応援に力が入り、その期待に応えようとさらに上を目指す……そんな好循環ができています。

チームは天皇賜杯県大会10連覇、1997年、2011年、2013年、2014年に国体出場、軟式野球の最高峰とされる天皇賜杯全日本軟式野球大会にも2000年、2001年、2013年、2014年に出場、2022年には医療従事者の全国大会（第一回大会）優勝。全国トップレベルの野球を目指し、今年もまた挑戦を続けています。

大会で優勝した直後には選手たちが私を胴上げしてくれました。理想を求める歩みはいつも前例がなく、悲しくつらい思いをすることもありましたが、野球部も私を支えてくれるものの一つです。

地域交流のための場所と機会

私たちは入院患者やデイケア利用者などのリハビリのための施設として体育館を作りました。体育館は当初から地域に開放するつもりで建設し、野球教室を開いたり、障害者スポーツの大会会場として利用したり、さらには老人施設の交流会などにも利用されています。地域のさまざまな団体から利用相談を受けることがあり、地域全体の交流の場として役立っています。

また、診療所を開業してからすぐに始めた出前教室は今でも継続しています。出前教室とは、テーマに沿った専門家を派遣する取り組みです。取り組みを始めて43年、さまざまな形の資源も増え、一緒に働くスタッフの専門性も幅広くなり、テーマもとても多岐に広がっています。法人内のフィットネス施設ではダンス教室や体操教室も開催し、同じ体を動かす内容でも理学療法士や作業療法士が企画する教室はまったく異なったものになります。医療的なテーマでも、認知症、発達障害、子どもの不登校の問題、アルコール依存症、うつ病など、細かなテーマで掘り下げて実施しています。

出前教室を始めた当初は、患者への理解を深めてもらおう、少しでも偏見の目を少なくしたいという目的がありました。今は地域の人と一緒に健康に暮らしていこうという気持ちで続けています。患者も職員も年齢も関係なく、地域のみんなが必要とする情報を送り届けられるよう、今後も出前教室を企画していきたいと考えています。

最近では、地域の中学や高校などからの職業体験も受け入れています。医療施設や介護施設で職業体験やボランティア体験をしてもらうと、精神科医療や高齢者介護などへの認識や理解も深まります。体験を終えたときに、自分も看護師になりたい、医療の資格を取りたいなどと話してくれる生徒もおり、私たちの思いが少しでも若い世代に引き継がれることを期待しています。

災害時の協力は地域貢献ではなく人道支援

2022年、山形県で記録的な大雨による被害がありました。私の病院は2016年に南陽市と災害協定を締結しており、災害発生時には法人内の介護老人保健施設を福祉避難所として開放し、支援が必要な高齢者や障害者を受け入れることになっています。幸いにも私のいる地域では大きな被害はありませんでしたが、普段からの備えの重要性を感じています。

病院やデイケア施設では定期的に避難訓練を実施しています。火災訓練では出火場所も特定し、具体的にどう動いたらよいかをリアル感たっぷりに演出して患者たちと訓練を重ねています。以前、南陽市内でアパート火災があった際には、デイケアの職員2人が火災現場から男児2人を救出し、のちに南陽市消防本部から感謝状が贈られました。日頃から地域と交流を続けながら訓練を続けてきた賜物だと思います。

防災といえば、２０１１年の東日本大震災は今でも忘れることができません。震災の記憶を風化させてはなりません。東北に住む者にとっては今でもなお、心に傷をもっている人が多くいることを忘れてはならないと思います。

震災では、入院患者や入所者、通所者に事故やケガなどの被害はありませんでした。建物や道路もところどころ損傷を受けたものの、外来・入院診療への支障もありませんでした。フィットネス施設にあるプールの水が溢れたことは予想外の被害でしたが、早い時期に復旧し、通常どおりの利用が可能になりました。病院や各種施設への直接的な被害はなかったものの、ガソリンなどの燃料と紙製品が不足したため、毎日、新潟方面まで出向いて調達し、なんとか業務を継続することができました。普段からの備蓄についていろいろと考えさせられたのはいうまでもありません。

当時は余震が長く続き、患者の不安は増すばかりでした。震災から約4カ月後、各施設で震度5弱の余震を想定した避難訓練を実施しました。実際に大きな地震がきたときにどうしたらよいかを具体的に考え、体験したことで、患者たちの不安は少し和らいだようでした。非常用に備蓄している食品も改めて点検をし、参加者全員でアルファ米の試食をしました。米に湯を注ぐだけで食べられるのだろうかと心配そうだった患者たちも、いざ食べてみると意外と好評で、参加者一同、いざというときの様子を想像しながら、あれこれと意見交換もしました。

この時期、南陽市には福島からたくさんの人が避難してきました。病院からも看護師を派遣し、避難者の健康管理に努めました。私たちは心の健康の専門家集団でもありますから、被災地の学校に出向いて児童生徒のカウンセリング活動もしました。毎月、臨床心理士を派遣し心のケアに当たりました。津波で家族や親族が亡くなったり行方不明になったりしてしまった子どもたちも多く、心のケアは必要不可欠です。カウンセリング活動のあとも医師・看護師・精神保健福祉士でチームを組み、被災地でフォローを続けました。また、精神科救急学会と県からの要請を受け、被災地のニーズ調査にも出かけました。

スタッフたちは東北の被災地に向かう前、1995年の阪神・淡路大震災の際に救護活動経験のある医師から実体験に基づく研修を受けました。想定外のことが起こったあとの心のケアの大切さを胸に刻み、私たちは精力的に活動に参加しました。

病院としては、震災の被害に遭った病院の患者を病院再建まで受け入れました。このときも精神疾患のある患者は一般診療科の病院で空きがあっても簡単に転院させることは難しく、緊急事態が起きたときに対応できるケアシステムの整備が課題であることが分かりました。しかし、東日本大震災から10年以上経った今でも、まだ教訓が活かされていないことに忸怩《じくじ》たる思いを抱きます。

災害時の支援や協力は地域への貢献にとどまらず、人道支援といえるものです。地域だけでなく、病院と病院、人と人とのつながりの大切さを改めて実感しました。

2011年の夏祭り・大花火大会は「がんばろう東北」をスローガンに掲げ、福島から避難している人を招待して開催しました。会場では復興支援の募金活動への協力を呼び掛け、患者を含む運営メンバーも近隣に住む観客も例年とは異なる気持ちで臨みました。涙が出るほどに感動した、沈んでいる気持ちが明るくなった、と花火を見た避難住民から声を掛けられ、もらい泣きする患者もいました。

新幹線の駅に設置されている「こころのバリアフリーガイドブック」

今、南陽市の玄関口である山形新幹線の赤湯駅には、観光パンフレットに交じって「こころのバリアフリーガイドブック」の冊子が並んでいます。冊子は南陽市が制作したもので、障害者への理解を深めることが目的です。前書きには「障がいのあるなしに関係なく、困った状況にある人と接するときの基本的な考え方をお伝えします」とあります。精神疾患のある患者だから、障害者だから助ける、ではないのです。地域のだれかが困っていれば手を差し伸べるのが支え合う地域のあるべき姿です。南陽市の人たちとは長年にわたり、地域の精神科医療にまつわる話し合いを重ねてきました。積み重ねの結果として、地域を挙げてこのような気持ちをもってもらうに至ったのだと思い、私は地域の人たちに感謝しています。

患者を地域に帰す目標があるなら、まずは患者が地域で受け入れられ、地域の人に応援してもらう土壌をつくることが何より大切というのが、私の50年の経験から導き出した答えです。そして自治体の指定を受けて設置する相談支援事業所や地域活動支援センターを核に、医療、福祉、介護の事業所との連携を深めることも大切です。

地域包括ケアシステム実現に向けての国の歩み

私はこれまで患者が地域で生活するための取り組みを自分の病院を中心に進めてきました。今でいう地域包括ケアシステムです。今でこそ国も患者の地域移行に力を入れていますが、長い間、具体的な動きはなかなか進みませんでした。

スーパー救急病棟や地域移行強化病棟の登場のような大きな変化を起こすには時間がかかるのは当然です。しかし、それ以外にどのような動きがあったのかを知っておくことは地域包括ケアシステムを理解するうえで必要なことです。

１９８７年に精神衛生法が改正され、名前も精神保健法に変わり翌年7月から施行となりました。改正は１９８４年に起きた宇都宮病院事件が契機となり、国内外からそれまでの精神衛生法への見直しが求められたためです。宇都宮病院事件とは看護職員による患者への虐待、暴行致死が発覚した事件でした。虐待や暴行といった非人道的な行為の存在は見え隠れしていましたが、この事件で一気に問題が表面化したことで世論が動き、入院時には患者本人の同意を得ることを基本とする「任意入院」が法制化されました。また、前にも書いたように、それまでの保護義務者による同意入院の制度は「医療保護入院」と名前が変わり、指定医の判定が必要となりました。

1993年に精神障害者が身体障害者、知的障害者とともに障害者基本法の対象として明確に位置づけられ、1995年には精神保健法が精神保健および精神障害者福祉に関する法律（以下、精神保健福祉法）と改称され、法の目的に「自立と社会参加の促進のための援助」が加えられています。しかし、その後も入院患者の地域移行は進まず、精神科病院の人権侵害事件も続いていました。

2003年に厚生労働大臣を本部長とする国の精神保健福祉対策本部は「普及啓発」「精神医療改革」「地域生活の支援」という3つの重点施策を発表し、検討会を設置しました。精神疾患や精神障害に対する正しい理解の促進を図るとともに当事者の参加活動の機会を増やすこと（普及啓発）、精神科病床の機能強化・地域ケア・精神科病床数の減少を促すこと（精神医療改革）、地域で生活するための住宅や雇用などの支援を行うこと

（地域生活の支援）を推進し、早期退院と社会復帰の実現を図るというものです。2004年には検討会の報告を受けて精神保健医療福祉の改革ビジョンで「入院医療中心から地域生活中心へ」という基本方針を定めました。

2012年からは障害者自立支援法（現在の障害者総合支援法）に「地域相談支援」「地域移行支援」「地域定着支援」が位置づけられ、2017年にようやく「入院医療中心から地域生活中心へ」の政策理念のもと、「精神障害にも対応した地域包括ケアシステム」の構築を目指すことを明確にします。

国が提案するこのシステムについて検討会は「精神障害の有無や程度にかかわらず、だれもが安心して自分らしく暮らすことができるよう、医療、障害福祉・介護、住まい、社会参加（就労など）、地域の助け合い、普及啓発（教育など）が包括的に確保された精神障害にも対応した地域包括ケアシステムの構築を目指す必要があり、同システムは地域共生社会の実現に向かっていくうえでは欠かせないものである」と示しています。

実はこの1年前に出されていた同様のシステム図の冒頭には「精神障害者が、地域の一員として安心して自分らしい暮らしができるよう（以下略）」と書かれていましたが、精神障害者のための特別なシステムではなく、広く一般を対象としたメンタルヘルスリテラシー向上と地域共生社会の実現に向けた取り組みであるとして、軌道修正がされました。

確かに目指すべきはそのとおりで、私の理想の最終目標もまさに同じです。ただ、せっかく精神障害者に注目したケアシステムの提案であったものが、修正によって焦点があいまいになってしまった感は否めません。

精神疾患のある患者が退院してすぐに民間のアパートに入居して生活するのはとても難しく、患者特有の事情の勘案やサポートなど入念な配慮がされるべきです。そうした配慮がなく、なぜ生活していくことが難しいのかが明らかにされないまま制度だけが進んでしまう懸念があります。修正後の文言を示された自治体の担当者も、対象が広がってしまったことで、精神障害特有の困りごとや必要なサポートを理解しにくくなるのではないかと思います。

地域全体でのシステムのイメージを国が示してくれたことはとてもありがたいことですし、これからシステムを構築していく地域にとっては指針になることは間違いありません。一方、全体像のほかに、精神障害によってスムーズに進まない部分はどこか、それはなぜかということを解き明かせるようなシステムイメージも並行して用意しておくことが必要だと思います。

南陽市の精神科医療での地域包括ケアシステム

国の方針で初めて「地域移行」の言葉が使われたのは1995年でした。私たちはここまでの間に、職員の配置基準を大幅に高めた精神科病棟、精神科デイケア、グループホームの前身である援護寮、精神科ナイトケアの設置を実現させていました。2017年に地域包括ケアシステムの言葉が出された時点で、退院患者のために整備が必要なものはほぼ準備を終えていたのです。グループホームも症状の重い患者、高齢化した患者対応のホームが整っており、このあとの取り組みは入院病棟の減床くらいのものです。

新しい施設を開設するときに県や市に話をしにいくと、行政の担当者から、どんな施設なのか、何をする場所なのか、何のために開設するのかといった質問を受けます。何か参考になる前例があるわけではなく、いつも目の前の患者が必要としているものを手探

精神科での地域包括ケアシステム（地域生活支援拠点を中心にして）

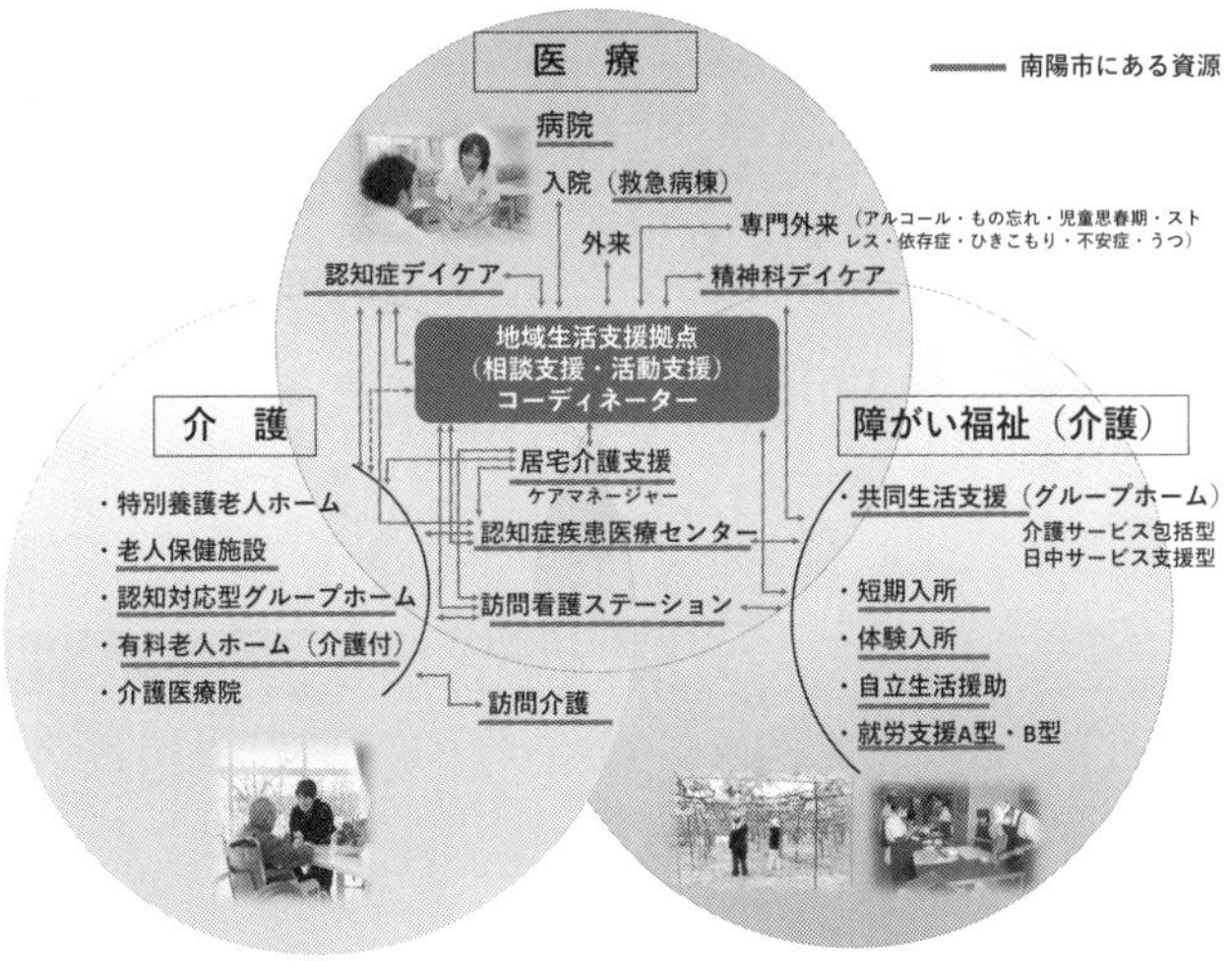

（著者作成）

りながらつくってきました。精神科デイケアが良い例ですが、最初はいぶかしげな顔をされながらも、とにかく必要なものだからと作ってみたらあとから行政に認められて加算がつくようになった、そんなことばかりでした。気がつけば、これまでに作ってきた施設を資源として、わが町である南陽市の地域包括ケアシステムは出来上がっていました。

　厚生労働省が示したシステムでは障害者福祉と介護が「障害福祉・介護」とひとくくりになっていますが、私たちはそれぞれをしっかり独立させて考えています。障害福祉サービスで受ける介護と高齢者介護を分けています。医療と障害福祉が交わるところ、障害福祉と高齢者介護が交わるところがあり、そのすべてが交わるところもあると考えているからです。

患者にも高齢化の波が押し寄せています。障害福祉と介護は切っても切れないものとなりました。国のシステム図では「障害福祉・介護」とひとくくりになっていた理由はここにあります。ただ、切っても切れないものであるからといって同じものではありません。患者に介護が必要になったときに、介護老人施設や認知症のグループホームなどが制度上は同じであるとして、精神疾患への配慮がなされないまま居場所を変えることになりかねません。「精神障害の有無や程度にかかわらず」ではなく、精神障害があるなら患者に対応した配慮が必要であること、また程度によって対応が変わることも、患者の地域移行支援・地域定着支援に携わる人には理解してほしいと心から願っています。

地域包括ケアシステムの構築に取り組んでいる人に伝えたいこと

今、国の方針を受けて全国の医療・福祉・介護の事業者が急ピッチで連携を取るべく動いています。大切なのは形を整えることではなく、患者やそこで働くスタッフが顔を見て声を掛け合えるような関係を築き上げることです。患者は思っていること、考えていることを口に出したり表現したりするのが苦手です。表情や行動から汲み取れないことも多いと思います。システムという言葉に引っ張られて効率を追い求めると、非効率どころか何も機能しないしくみになってしまう可能性もありますので、注意が必要です。

病院やクリニックなど医療機関も人員配置基準や医療費が変わらないなか、大転換を迫られています。患者を地域へ帰そうとしているところほど、複雑な加算のしくみにがんじがらめになってしまい、無理が生じる可能性があります。しかし、ここをなんとか乗り切って多くの地域で本当の意味での地域包括ケアシステムが稼働できるようになれば、間違いなく精神科医療は一気に進んでいきます。今、連携に向けて走り回っている人には、どうかそのことを頭の片隅においておいてほしいと、この取り組みに50年以上携わってきた者として、願うばかりです。

私がグループホームに高齢者も入所できる形が必要と感じ始めたのは、若いときに入院して帰るところがなく、私と一緒に年を取った患者をこのまま入院させ続けていいのかどうか疑問をもつようになったからです。これから地域に出て、仕事も単身で生活するのも難しい患者たちです。しかも介護保険で要介護にならない人です。そこで生活できるようなグループホームが必要と強く感じ、日中サービス型のグループホームを作りました。

第4章

精神障害者の高齢化に対応するために
介護保険と障害者福祉の共生型サービスを普及させる

高齢の親が大人になった子どもを支える8050問題

入院が長引いていた患者の母親から、あるとき衝撃的な依頼を受けました。母親自身が介護施設に入るので、息子を一生入院させておいてほしいというのです。息子が退院しても自分は家にはいない、だから家には帰さないでほしい……息子を心配するがゆえの言葉です。

それまでは患者を退院させて地域に帰すことにばかり目を向けてきましたが、それだけでは足りませんでした。私が年を取ったのと同じように、患者も年を取っていたのです。自宅で過ごしていた患者には親と暮らしていた人もいますが、患者が50歳程度だったならばその親は70～80歳ぐらいです。患者が元気になって家に戻っていたとしても、親が病気になったり介護を受けたりするようになったら、子どもはどうするのかというのは、もうすでに深刻な問題になっています。

私に相談をもちかけた母親のように、子どもが退院できる状態になっても、受け入れる場所がなければ、そのまま入院させ続けるしかないのだろうかと自分自身に問いかけてみました。答えは言うまでもなくノーです。当然、そんなことをすればこれまで追い続けてきた理想の反対になってしまいます。しかしこれはもう待ったなしの問題です。

80代の親が50代の子どもの生活を支える8050問題は、大人になった子どもの引きこもりが主な原因として語られることの多い社会問題ですが、引きこもりに限らず、一人で生活することが難しい精神疾患のある患者にとっても同じことがいえます。このままにしておけば、この問題は「8050」どころかあっという間に「9060」問題になってしまいます。

患者本人だけでなく、家族や周囲の人々も高齢になってくると、これまでとは違った問題が浮かび上がってきます。私たちが越えなければならないハードルがなくなることはありません。

本人と家族のための認知症ケア

私たちは患者を地域へ帰す一方で、どんどん増えていく認知症への対応も同時に進めていました。認知症は精神疾患でありながら、同時に身体の機能も低下していることが多いため介護保険で対応する部分が多く、治療や退院後の入居施設についてもほかの精神疾患とはまったく異なります。そこで、統合失調症などの精神疾患とは別に認知症専門の入院病棟や退院後の受け入れ先を整える必要がありました。

入院治療のために専門病棟を作り、退院後の受け入れ先として認知症専門のデイケアを用意しました。さらに医療ケアをしながら退院して自宅に戻る準備をするために、介護老人保健施設も設置しました。県の指定で認知症疾患医療センターを開設し、認知症予防のためのイベントを開いたり、家族が認知症かもしれないと心配なときに相談を受けられるようにしたりしています。診断で認知症と分かればすぐに治療を開始し、急に症状がひどくなった場合は入院治療をして、専門機関にも紹介します。自宅で介護したい人には、介護・訪問看護・施設利用などのサポートもしています。患者家族のためにはデイケアを土曜日・祝祭日にもオープンして、患者と一緒に暮らす家族が心身を休めたり出かけたりできるようにしました。患者本人だけでなく、家族のよりどころとなる施設でありたいと思っています。

認知症のケアについて統合失調症などほかの精神疾患と分けているのは、65歳以上になると介護保険が適用になっていたからです。介護保険サービスが開始された2000年以前も認知症に関しては介護の領域でカバーされていました。

認知症であっても、患者は早めに退院して自宅で過ごしてほしいという私の思いは同じです。介護老人保健施設でも在宅復帰支援に力を入れ、自宅で家族が受け入れてくれる場合は自宅へ、家族の受け入れが困難な場合は認知症対応のグループホームへ入居します。これもほかの精神疾患の考えと同じです。

山形県は三世代同居が多い地域ですが、自宅介護は次第に困難な状況になってきました。介護者が高齢になったことに加え、共働き世代が多く、日中は介護者が不在になることが増えたためです。この状況を受けて、私の病院の介護老人保健施設ではショートステイと通所リハビリを拡大させました。ショートステイは自宅にいる高齢者が短期間施設に宿泊するプログラムで、介護者の長期外出、病気の療養、介護の息抜きなど理由はさまざまですが確実に需要は増えています。介護の領域でも国は自宅へ戻す政策を取っていますが、家族にとって自宅での介護がプレッシャーになることは少なくありません。

私たちは認知症も地域でサポートしていくことを目的にショートステイ、通所リハビリ、認知症デイケアを展開してきました。

私たちの病院は地域移行機能強化病棟によって退院する患者が増えて病床数を削減したため、病棟には空きスペースが生じるようになりました。このスペースを有効活用するため、元は精神科の入院病棟だったところに介護老人保健施設の認知症専門病棟を増床し、介護老人保健施設の空きスペースには短期入所生活介護事業所（生活ショートステイ）や通所リハビリテーションを充実させました。状況に応じて、新たな可能性に基づいた病床移動などにも本格的に取り組んでいます。

認知症における地域包括ケアシステムの必要性

最近認知症に関しての質問が多くなっています。明らかに認知症になった人について、物忘れを気にする人、これから発症したらどうしようと心配する人、さまざまですが超高齢化時代、心配は当然です。認知症の問題は地域で早急に取り組む必要があります。

公徳会の認知症に対する地域ケアシステム

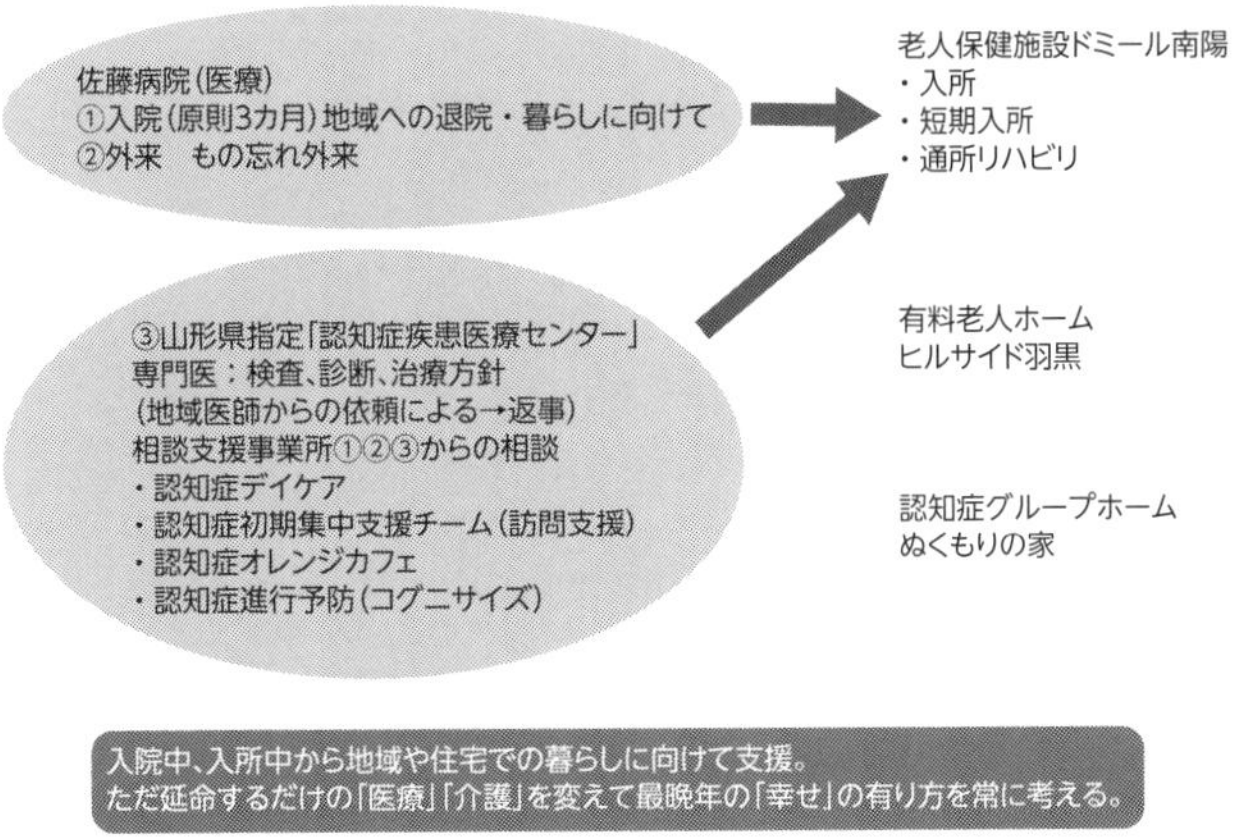
佐藤病院（医療）
①入院（原則3カ月）地域への退院・暮らしに向けて
②外来　もの忘れ外来
③山形県指定「認知症疾患医療センター」
専門医：検査、診断、治療方針
（地域医師からの依頼による→返事）
相談支援事業所①②③からの相談
・認知症デイケア
・認知症初期集中支援チーム（訪問支援）
・認知症オレンジカフェ
・認知症進行予防（コグニサイズ）
老人保健施設ドミール南陽
・入所
・短期入所
・通所リハビリ
有料老人ホーム
ヒルサイド羽黒
認知症グループホーム
ぬくもりの家
入院中、入所中から地域や住宅での暮らしに向けて支援。
ただ延命するだけの「医療」「介護」を変えて最晩年の「幸せ」の有り方を常に考える。

介護保険サービスと障害福祉サービスの隔たり

介護保険サービスと障害福祉サービスは別々に運用されてきました。両者では介護保険サービスが優先されるので、障害福祉サービスを受けていた患者が65歳になると同等のサービスがあれば介護が優先され、これまで受けていたサービスを継続して受けられなくなることがあります。これは「65歳の壁」とも呼ばれています。

同じサービスを受けるときでも、障害福祉サービスだったときは自己負担が0円だったにもかかわらず、介護保険に移行すると自己負担金が発生してしまうケースもありました。障害福祉は応能負担といって収入に応じて料金が計算されますが、介護保険は応益負担といって収入に関係なく受けたサービスによって料金が計算されるしくみになっているからです。

また、障害福祉サービスのサービス利用計画書は特定相談支援事業所の相談支援専門員が作成しますが、介護保険のケアプランは要介護の場合は居宅介護支援事業所のケアマネージャーが、要支援の場合は地域包括支援センターの職員が作成します。障害福祉から介護保険に変わったとたん、入口で相談に乗ってくれる人が変わってしまうことになります。もちろんサービスも変わります。介護保険に切り替わることによって、患者は慣れた場所からまったく知らないところに移らなければならなくなり、当然、周りは知らない人ばかりになります。患者たちは環境の変化が苦手なことが多いため、症状の悪化につながることも少なくありません。

正しい支援認定がされにくい患者たち

障害福祉にあって介護保険にないサービスがいくつかあります。同行援護、行動援護、自立訓練、就労移行支援、就労継続支援などは障害福祉にのみ適応されるサービスです。これらは同様のサービスを行える介護保険の施設が近くにない場合には市との相談によりサービスの提供が認められることが決められています。そのほか、日中一時支援については「精神疾患や知的障がい等、障がいの特性により、障害福祉サービス利用が適当と市が認めた場合は、障害福祉サービスを支給することができる」といった注意書きもあります。

それらを根拠にいざ市へ行ってみると、障害福祉にあるサービスでは認められなかったり、介護保険を使うように言われたりすることがほとんどで、なかなか例外は認められませんでした。もっとも、認められた場合であっても、障害の支援区分にかかわらず報酬は同じで加算もつかないので、それまで使っていた障害福祉サービスより大きく劣ってしまいます。なかなか交渉が前に進まないなか、患者はこれまでの生活を続けていかなければなりません。そのために患者はまず要介護認定を受けることが多いのが現状です。

例えば退院間近の患者で一般の介護施設でも暮らしていけそうだという場合、障害支援区分では高めに認定されている患者でも、要介護認定となるととても低く認定されることが多くあります。手が動かない、歩けないといったはっきり目に見える症状でないことから、要介護度が低く認定され、その要介護度では施設には入れないということになりがちです。

そもそも精神障害の場合、身体障害や知的障害に比べて症状が分かりにくいのが特徴です。例えば統合失調症の症状には陽性症状と陰性症状があり、陽性症状が出ているときは幻覚や幻聴といった外見上も比較的分かりやすい症状ですが、陰性症状のときは口数が減ってやる気が出ないなど本人にとってはとてもつらい状態でありながら、外からはそれが分かりにくいのです。障害支援の区分認定の場であっても、陰性症状の患者のことを認定員はおとなしいタイプなのだろうと判断しかねません。陽性症状が強い人も陰性症状に入ってしまえば、知らない人からすれば症状が回復したのかと思われてしまいがちです。その場に私がいるときは、外から見える様子と患者の心中はまったく違うということを声を大にして説明しますが、多くの場合、患者の状態を正しく理解してもらったうえでふさわしい判断がされるのはなかなか難しいことです。

障害の支援区分認定の場ですらそのありさまですから、要介護認定の場では本人の困りごとはほとんど伝わりません。こうなると介護保険での行先は決まらず、せっかく患者の状態が退院できるところまで回復していても入院延長をせざるを得なくなってしまいます。このような患者をどうするかと考え、高齢者施設に入れないのならグループホームを高齢者対応にすればよいという結論に至りました。まずは施設をバリアフリーにし、スタッフはこれまで世話人だけでしたが、入浴などのサポートをする生活支援員をおいて介護保険サービス包括型のグループホームにすることにしました。これなら、今までのように患者の症状に理解のある施設で安心して過ごすことができます。

もし精神疾患の状態が悪くなったとしても、すぐに精神科医療の手が届きます。一般の介護施設に移った場合、少し状態が悪くなってきたときに職員に気づいてもらえるかどうかが心配でしたが、その心配もありません。早く気づいて適切な治療ができれば、仮に一度入院したとしてもまたすぐに元の生活に戻ることができるので、送り出す私たちも安心です。

認知症になった患者も受け入れられるグループホーム

これからますます高齢化が進むと、現在グループホームで暮らしている人にもゆくゆくは介護が必要になることも考えられます。身体面の介護ばかりでなく、認知症になる人も出てくるはずです。それに備えて、手厚いケアを受けられるグループホームも必要だと考え、日中サービス型といわれるグループホームも作りました。

退院した患者が暮らす空間としては、今までの理想をすべて詰め込んだものです。一人ひとりの個室を準備し、共同生活を営む場でありながらプライバシーはしっかり保てる空間で、全室にベッドとエアコンを完備しています。部屋の配置は中央に世話人室を設け、両側に10室ずつの居室を配置しました。いつでも世話人が患者の様子を把握することができる構造です。建物の中には段差はまったくなく、将来、患者が車いすを使用する場合にも問題ないよう、廊下のスペースも十分ゆとりがあります。食堂では感染症などの防止対策を取りながら、患者同士が顔を合わせて和気あいあいと食事を楽しめる温かな雰囲気の空間づくりを目指しています。

これまでグループホームというと、日常生活は基本的に自分でできると判断され、そこに少しサポートが必要な程度の患者が入居対象となっていました。しかし、このグループホームでは、重い障害がある患者も入居ができるようにしています。世話人のほかにも看護師や精神保健福祉士など精神疾患に詳しいスタッフが夜間も必ず2人入り、24時間体制で支援ができるようにしました。

退院できる状態になった患者の受け入れ先として作ったものでしたが、これだけの医療体制が整っていれば、一生入院させておいてほしいと家族から言われてしまうような重症患者であっても、十分なケアと治療を展開し、なんとか外での暮らしを体験させてあげることができるのではないかと考え始めています。

逆に症状が安定している患者には、退院後の生活の場所としてサテライトグループホームという選択肢もあります。拠点となるグループホームの近くに民間のアパートなどを借り、グループホームから職員が巡回したり、患者がグループホームを訪ねて交流したりするという方式です。グループホームを出て、アパートで一人暮らしをする前の移行期間としても利用できます。一人暮らしをする自信がついたら、グループホームから離れます。まさに自立です。私は自立者を多くするのが夢です。

このように、一口にグループホームといってもさまざまなタイプを作ることで患者それぞれの状態に合った支援を大切にしています。

また、認知症デイケア施設も増やしてきました。今では利用者も増え、患者の症状や嗜好によってバラエティに富んだプログラムを用意しています。元気で活動的な患者ならスポーツや外出レクリエーションを選ぶのもよいですし、高齢者向けのリハビリ的な体操プログラム、要介護者の状態に合わせたプログラムなど、多種多様なプログラムがあります。スタッフは精神科デイケアと同じく認知症デイケアにも長い経験を積んでおり慣れたものです。精神科デイケアも認知症デイケアも、プログラム内容は時を経て変わってきており、これからも新しいプログラムが生まれていくはずです。やってみたいことがあればスタッフに相談することで、その人の状態に合ったものを一緒に考えてくれると思います。

訪問診療により、身体疾患もフォローする

自宅に戻って日中は精神科デイケアに通っていたような人も、高齢になるにつれて精神疾患以外に身体的な病気が加わることも多くなりました。一般診療科は受診しにくいという人もいるので、訪問診療をするしくみも整えました。看護師や精神保健福祉士、作業療法士などがチームを組み、患者を訪問するのです。もちろん、必要とあれば医師につなげます。私の病院の訪問看護師は、精神科はもちろんのこと、身体疾患にも対応できるスタッフばかりをそろえています。

患者には内科の病気があっても、なかなか自分から受診するということは少ないものです。訪問診療は医師が訪問看護師に指示を出して訪問してもらうので、診療目的が明確でない場合、例えば具合が悪いところがないかどうか確認するための訪問には診療報酬がつきません。精神科医療の場合、このような様子を見るためのケアがとても大切になるので、今後こうしたしくみが見直されるきっかけになればと願っています。

家族と暮らす患者のグループホーム体験入所・短期入所

日中サービス型のグループホームには短期入所ができる部屋も備えました。家族と暮らしている人も親の高齢化が進むと患者が一人家に取り残されてしまうことが考えられます。自宅で一人になってしまったからといって、症状が悪くなっているわけでないのにまた入院するということは避けなくてはなりません。このようなケースでは、要介護認定も高くは出ないはずで、介護施設への入所も難しいと思われます。このような患者が今後一人になってグループホームに入ることを考えたとき、自信がなかったり不安に思ったりする場合は家族と暮らしている間にグループホームに体験入所をしてみるとよいと思います。初めは1日だけ、次は3日間と、少しずつ過ごす時間を延ばして慣れておけば、いざというときにも安心です。

親が急に入院してしまい、患者が一人残されることも想定されます。そんなときにも一時的に入所できるのが日中サービス型グループホームの短期入所施設です。もともとが重度の患者にも対応しているので、急な短期入所も安心して過ごすことができます。

このタイプのグループホームも今後の需要を見込んで定員を増やしているところです。

指定自立生活援助事業所を設置

指定自立生活援助事業所は障害者総合支援法によって新たに生まれたサービスです。グループホームで暮らしたのちに、一人暮らしを希望する精神障害者や知的障害者をサポートします。

食事・洗濯・掃除などの家事や公共料金の支払い、地域の住民とうまくコミュニケーションを取る方法など一人暮らしをするうえで必要なサポートをしながら、通院・投薬などの確認を定期的に巡回するか、あるいは本人にとって適切なタイミングで訪問するなどしています。期間は1年で、一人になってしまう患者をサポートすることができる貴重なサービスです。このサービスを提供することができる事業所を新たに開設しました。現在は一人暮らしを始める人が対象のサービスですが、今後は家族の事情などで結果として一人暮らしになってしまう患者も増えると予想されますので、ますます必要とされるようになるサービスなのではないかと考えています。

共生型サービスの誕生

これまで障害福祉サービスと介護保険サービスが別々に運用されていましたが、2018年から障害福祉サービスと介護保険サービスが同時に提供できるようになりました。障害者の高齢化に伴った運用です。これまで別々の運用だったものが一つになるのは好ましいことではありますが、サービスが始まって5年以上も経っているにもかかわらずなかなか浸透していません。理由は使いにくいからです。ただ、ここまでたくさんの資源を築いてきた私たちにとっては追い風とも思える内容でした。難しくともそれを乗り越えて理想を追いかけていく、これが50年やってきた私たちの方法だからです。共生型サービスの基本的な考え方は、今ある資源を有効に使っていこうということです。障害福祉サービスに関わってきた事業者は介護保険サービスを、介護保険事業に関わってきた事業者は障害福祉サービスを今までよりも使いやすくすることが目的です。

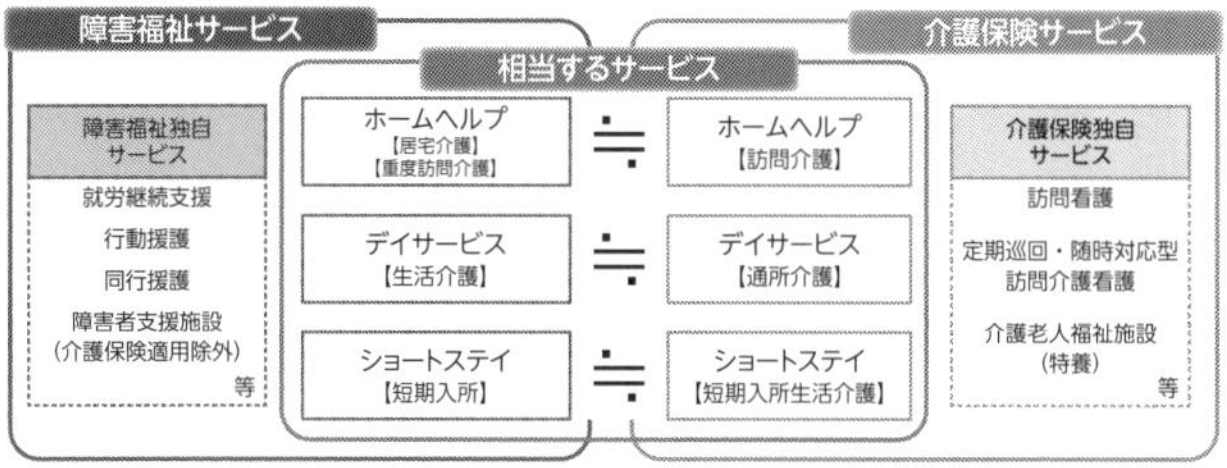
障害福祉サービス
相当するサービス
介護保険サービス
障害福祉独自サービス
就労継続支援
行動援護
同行援護
障害者支援施設（介護保険適用除外）
等
ホームヘルプ【居宅介護】【重度訪問介護】
≒
ホームヘルプ【訪問介護】
デイサービス【生活介護】
≒
デイサービス【通所介護】
ショートステイ【短期入所】
≒
ショートステイ【短期入所生活介護】
介護保険独自サービス
訪問看護
定期巡回・随時対応型訪問介護看護
介護老人福祉施設（特養）
等

出典：障害福祉サービスと介護保険サービスとの関係（厚生労働省）

一言でいえば、介護保険、障害福祉いずれかの基準を満たした事業を行っていれば、「共生型サービス事業所」として介護保険・障害福祉どちらの指定も受けることができるというものです。それによってそれぞれのサービスの職員同士の連携を図り、業務の効率化やその事業所が提供するサービスの質の向上を目指すのです。

共生型サービスを活用することのメリットは、利用者にとっては2点あります。

①障害者が65歳以上になっても、以前から障害福祉で利用してきたサービスの継続利用が可能となる
②高齢者だけでなく、障害児・者など多様な利用者がともに暮らし支え合うことで、お互いの暮らしが豊かになる

事業者にとっては障害福祉サービス事業所、介護保険サービス事業所それぞれの基準を満たす必要がなくなり、限られた福祉人材を有効に活用することが可能になります。

私たちはすでに障害福祉サービスにも介護保険サービスにも取り組んでいました。今までは同じ法人にありながらも、きっちりと縦割りの制度に沿った形で別々に運営をしなければなりませんでしたが、この共生型サービスによって一体的に提供できるようになったのです。

厚生労働省の見解としては、介護や障害の枠組みにとらわれず、多様化・複雑化するニーズへの対応や、地域の実情にあった体制の整備や人材確保など、地域ごとの課題の解決や目標の達成を期待しています。

「共生型サービス」として指定申請ができるサービスは、今のところ次のものです。

・訪問系サービス
・デイサービス
・ショートステイ

・通所・泊まり・訪問を一体的に提供するサービス

この部分に関しては私たちもそれぞれの事業体で、より患者の状態に合った場所で便利なサービスを選べるようになりました。しかし、そのほかの部分はまだ手つかずの状態です。幸い、介護領域のスタッフであっても法人の母体が精神科病院であることもあり、精神疾患にも理解をもって対応してくれていますので、しばらくはスタッフに頼ることができます。

今まで介護保険サービスのみを運営してきた事業者が、細かな制度も含めて、障害福祉サービスを理解して運営することは簡単なことではありません。精神障害者は障害の実態を表に出しにくいものです。当人がどんなことに困っていて、どんな不便さを解決したいのか、なかなか聞き取りにくく、実態はつかみにくいのです。そのため、別のサービスから参入はしやすくなったものの、現実にはなかなか進んでいかないというのが本当のところです。

もう一つは診療報酬の問題です。それぞれのサービスで運営基準をどう満たしているかによって、診療報酬のランクは2つに分けられます。

●介護・障害福祉の基準を満たす場合→共生型サービスⅠ

介護保険と障害福祉、両方の運営基準を満たす事業所では、両方の指定を受け、それぞれの制度から通常どおりの報酬を受け取ることができます。このタイプの事業者は以前から両方のサービスを運営していたところがほとんどです。

●介護・障害福祉のいずれかの基準を満たせない場合→共生型サービスⅡ

介護保険と障害福祉、いずれかの基準を満たせない場合にも共生型サービスを提供することはできますが、専門職の配置等により報酬が減額される割合が変わります。

・Ⅱ－1……いずれかの基準を満たし、満たしていない事業の質や専門性に一定程度対応する場合

サービス管理責任者をはじめとした有資格者を配置し、専門性の高いサービスを提供するとともに、認知症カフェや介護予防教室などの地域に貢献する活動をしている事

業所は、共生型サービスの報酬を受けることができます。ただし、介護・障害福祉、両方の基準を満たす場合に比べ、報酬額が減額されます。

・Ⅱ-2……いずれかの基準のみ満たす場合
介護保険、障害福祉いずれかのみ人員・設備基準を満たしている場合にも、共生型サービスの報酬を受けることができます。ただし、Ⅱ-1に比べてさらに報酬額が減額されます。

私たちは両方のサービスを長く運営し続けてきました。診療報酬のタイプもⅠに該当します。また、これまで障害福祉サービスと介護保険サービスが分断されてきたなかで、何が使いにくかったかはいやというほど分かっています。双方の行き来ができるようになったことで、私たちらしい形の共生型サービスが可能になったと考えます。

今、障害福祉サービスと介護保険サービスのことが取りざたされていますが、こと精神障害に関しては医療の分野の関わりが強く、介護保険サービスだけをやってきた事業者にとっては医療とのつながりの構築も含めて、時間はかかりそうです。

私たちは法人内で異なる事業体であっても、はっきりとした縦割りではなく、それぞれのサービスを超えた人事交流も実施してきました。これからはどちらかのサービスしか知らないということでは通用しません。ですから、障害福祉部門で働いていた人が介護保険サービス部門に異動をした場合や、またその逆もしかりで、それぞれの分野のことを学びつつ、両方の知識に長けた人材を育成していきたいと考えています。

例えば法人内の認知症関連施設に精神障害の現場で働いてきた看護師を配置すれば、もし障害福祉サービスでの行き場が見つからない患者がいても、経験豊富な看護師のいる施設で一時的にでも過ごすということが可能になります。

今後、共生型サービスもより使いやすいように形は変わっていくと思います。そこでなによりも望むのは、要介護認定と障害支援区分認定について、障害と介護それぞれを勘案した新しい認定方式を生み出してほしいということです。それができて初めて、本当に共生型サービスになったといえるのではないかと思います。

共生型サービスによって求められる精神保健福祉士の役割

精神科医療のなかで相談業務のキーパーソンになっているのが精神保健福祉士です。法制化されたのは1997年で、比較的新しい職種です。「病院から地域へ」という精神科医療の流れが加速するなか、精神保健福祉士は大きな役割を担います。

精神保健福祉士の仕事は、入退院の相談や、年金や障害者手帳などの社会制度の利用支援、退院後の生活援助など、実に幅広い内容です。入院していた患者が退院するときには、患者がスムーズに地域に戻り社会復帰できるように関係各所と連携を密にして退院支援を行います。患者や家族の希望を細かく聞き取り、退院に結びつけていくことも精神保健福祉士の仕事です。そして患者の退院後は地域で長く安定して暮らせるよう、デイケアや就労支援センターなど地域の施設を紹介して結びつけることも仕事の一つです。

これから一事業者が広い分野の内容を扱うようになると、サービスの交通整理が必要になってきます。福祉と介護、医療をまたがるような相談もきっと増えてくるはずです。精神保健福祉士は患者にとっては総合案内の窓口です。相談をもちかけられたときに、スムーズに必要な事業者やサービスにつなげるためには、それぞれの事業の知識にも明るくなければなりません。精神保健福祉士はチームスタッフの要であるだけでなく、患者と地域をつなぐ要です。今後いっそう重要な存在になることは間違いありません。

次なる地域で目指す新しい共生型サービスのしくみ

私が診療所を開設した南陽市では共生型サービスをスムーズに始められる資源がすでにそろっています。これは開業以来、計画を立てながらであったものの、あちらへぶつかりこちらへぶつかりしながら一つひとつそろえていったもので、結果的に今、整っている状況です。もちろんその歴史があったからこそ、この地域では患者が特別な目を向けられることなく、地域で穏やかに暮らしていけるようになったのです。

今度は、地域包括ケアシステムと共生型サービスが整ったなかで、また一から理想の地域をつくり上げることにチャレンジしたいと考えています。

法人3院目として米沢市に新設した病院は、精神科専門病院です。米沢市立病院で医師確保ができなくなったことで精神科病棟と外来が休止になったため、既存の病院と再編・統合してスタートしました。すでに米沢駅前にクリニックがあるので、そのクリニックとも連携しながら、米沢でいちばん新しいしくみ、医療と福祉と介護が融合したシステムをつくりたいと思っています。共生型サービスが今後さらに整っていくことを望み、制度ができるまでは自分たちでやりくりをしながら乗り切っていくつもりです。

この病院にある2棟の病棟のうちの1棟はスーパー救急病棟です。緊急性の高い患者を24時間体制で受け入れ、質の高い治療とケアにより、スピーディーで実効性の高い短期入院治療を目指しています。入院初期から社会資源やさまざまなサービスを利用して退院後も安定した生活を送れるよう支援します。

もう一つの病棟は地域移行機能強化病棟です。米沢市立病院時代を含めて、入院が1年以上の長期にわたっている人、あるいは1年以上に及びそうな患者に対して、退院後に地域で安定的に日常生活を送るための訓練や支援を集中的に取り組み、地域生活へ移行できるように治療します。

1病棟に勤務するスタッフ数は2022年12月現在で、看護師24人、ケアワーカー2

人の計26人です。精神科特例とは比べものにならないほど多い数です。

病棟はこれから多くの人が車いすを使うようになるかもしれないことを考えてゆとりのある空間にし、全病床のうち半数が個室です。プライバシーに配慮し、患者が治療に専念できるようにしました。

患者が入院したあとは、主治医の治療方針を確認し、主治医、看護師、精神保健福祉士、作業療法士、介護福祉士、ケアワーカーなどからなる多職種のチームでミーティングを重ね、情報の共有を図っています。担当看護師が入院生活全般のケアをしながら、今後の生活に向けた支援に取り組み、精神保健福祉士は退院後の障害福祉サービスについての相談に乗っています。作業療法士は年齢や趣味に合わせたプログラムを作成して、生活リズムを整えるとともに対人関係の援助などに当たります。患者が退院後の生活に希望を向け、安心して準備できる体制を整えています。これと並行してスタッフチームは病院外で地域を支えるスタッフとのミーティングを開催し、患者が地域へ移行するための問題点を検討し、3カ月以内で退院調整をするように働きかけています。高齢者の場合も、介護か福祉かというときに相談チームが各所に働きかけて適切な場所を探します。

外来では夜間・休日も専任のスタッフが24時間365日体制で相談に対応しています。精神科デイケアでは社会復帰に不安がある幅広い年代の患者が、集団や個別でさまざまな活動をしています。南陽市同様に病院に隣接し、病状に変化があればいち早く治療につなげ、再び地域で社会参加をしながら暮らせるよう支援しています。まもなく認知症のデイケアも設置予定です。

この病院で特徴的なのはリエゾンのしくみです。フランス語であるリエゾンには「橋渡し」「つなぐ」の意味があります。米沢市立病院の精神科部分を切り離しての運営開始だったため、米沢市立病院とは開設当初から週に1回、互いの医師がそれぞれの病院に出向いて、一般診療科で身体疾患をもった患者には精神的な問題についての治療・診察・相談をし、反対に精神科に入院中の身体疾患をもった患者に対しては専門的な内科治療をしてもらっています。リエゾンの意味どおり、他科への転院の必要があればスムーズに実施することができています。身体疾患が増えてくる高齢期の患者に、このシステムはとても安心です。この病院には私の理想が詰まっています。私が南陽市で時間を掛けて取り組んできたことをスピーディーに進めることができたと思います。まだ何の制度も診療報酬もなかった頃に動き始め、ようやく制度や加算を使うことができるようになってきたのですが、制度が整った今は短期間でここまでできました。

そして今、予定しているのがグループホームです。日中サービス型で、短期入所・一時入所ができるホームです。共生型サービスを使うつもりなのですが、ここになかなか補助金が下りません。国が号令を掛けて、さあ新しい制度を始めていこうと言っており、自治体にもサポートを求めていますが、具体的な動きとなるとなかなか難しいものです。

患者を安心して退院させるためには、日中サービス型のグループホームが必要不可欠であることはこれまでの経験から分かっています。患者の家族、あるいは患者自身の高齢化にも対応できるしくみはこれからもっと必要になるはずです。患者の退院促進も続いていますから、自治体に働きかけを続けながらも、早期に建設に向けて動きださなければいけないと思っています。

第5章

50年、理想の精神医療を求めて――
これからの精神科医師に託すこと

超高齢社会では精神疾患は他人事ではない

精神疾患というと、どこか他人事と思っている人が少なくありません。しかし、認知症もうつ病も精神疾患です。もはやいつ自分が当事者になるかは分かりません。

超高齢社会が到来してすでに久しく、いまや認知症の患者数はうなぎのぼりです。私の病院でも統合失調症などの精神疾患の患者は以前に比べて少なくなりましたが、認知症の患者は増えるばかりです。せっかく入院患者を大幅に減らして病床を大幅に削減したと思っても、あとからあとから認知症の患者がやってきます。

これからもっと患者が増えていくことは避けられません。糖尿病と認知症、肺疾患と認知症、統合失調症と認知症、というように持病と認知症とがセットで起こることが増えるはずです。今まで認知症は私たち精神科医や神経内科医が担当してきましたが、これからはどの科の医師も、認知症について診察できるようになる必要があります。

そのためにはまず、医師が認知症を自分の担当外疾患だとせずに、認知症についてよく知ることが必要です。自分の専門の病気を持病としてもっている患者に認知症が加わるとどうなるかを知っておくことはこれからますます求められると思います。

私の専門の精神科でも同じです。もともともっていた病気のほかに高齢になって認知症が加わるということがとても多いのです。すでに診断が下りている病気だけを診るのではなく、また、認知症だけを診るのではなく、両方を併せ持った状態でどう推移していくかを見ていくことがこれからの医療には必要だと思います。それだけ皆で関わっていかなければいけなくなる病気です。

それは地域の人も同様で、自分もいつ認知症になるかは分かりませんし、家族や身の回りの人もいつどうなるかは分かりません。認知症もほかの精神疾患と同様に早期発見早期治療が有効ですので、もしかしたらと思ったら早めの受診が必要です。早期の段階には有効な治療法がありますし、入院して適切な治療を受けたらなるべく早く退院して地域に帰ることを目指します。家に帰ることができるなら、できるだけ閉じこもらずに通所施設に通い、家に戻ることができないなら認知症対応のグループホームもあります。この判断をそのときにすることは難しいかもしれませんから、支えてくれる人とつながっておくことが大切です。高齢期になって多く発症する高齢期うつも同じように考える必要があります。早期受診早期治療、そのあとは地域です。

福祉にしても介護にしても、国の方針は「地域や自宅へ」と決まっています。これから高齢者がどんどん多くなるなかでは、病院や施設も不足し、すぐに退院して地域か家へということになるはずです。それが分かっているなら、元気なうちから地域の人とのつながりをつくっておくことが必要です。

都会に住んでいるなら、地域やマンションの避難訓練などにはきちんと参加する、地域の活動に出てみる、ごく近所の人たちに抵抗があれば、少し範囲を広げたところで自分の居場所となりそうなところを探しておくとよいです。実は皆、そんなつながりを欲していると思います。最近は自治会活動ばかりではなく、地元のカフェなどでつながりをつくっていく緩やかなコミュニティも多いようです。病気があってもなくても、年齢を重ねたときに生じる不自由さを支えてくれるのは人とのつながりです。

新型コロナの流行によって起きた偏見

いつだれがかかるか分からない、感染すれば差別とはいかないまでもネガティブな目を向けられるのが、新型コロナウイルスでした。流行し始めた頃は、住んでいる地域から感染者が出たか出ないかが話題になったり、あるいは知り合いが感染したと聞けば感染リスクの高い場所にいたのではないかと噂したりといったことは記憶に新しいと思います。

流行当初、新型コロナウイルスはとてつもなく恐ろしいものでした。なぜなら正体がよく分かっていなかったからです。分からないから恐ろしいと感じ、恐ろしいと感じるから相手を遠ざける、ということが当たり前のように起きていました。感染した人はいわば被害者であるのに偏見の目を向けられるのを避けるため、自分や家族が感染すれば落ちつくまで近しい人には打ち明けないということがあちこちでありました。

精神疾患のある患者や家族たちは、長年このような流れのなかにいたのです。はからずも、全世界の人が似たような体験をすることになってしまいました。感染拡大が始まった頃の暗い気持ちはこの文章を書いている現在はずいぶん薄らいできたようにも思いますが、あのときの感覚を忘れないでいてほしいと思います。

隠さず見せることが理解につながる

私が精神科医になり、ここ南陽市の地に根を下ろした時に最初に決めたのは、患者を隠す状況から、患者を見てもらうように変えることでした。「分からないから恐ろしい」をなくすことが最重要課題だったのです。

病院の周りに垣根は作らず、積極的に交流を深めていくうちに患者と地域の人は仲間になっていきました。今、近所の人たちは患者のことを理解し、また患者は地域の人たちの役に立とうとしています。仲間として、互いが助けたり助けられたりしています。

病院ができた頃病院の前の通学路を通って学校に通っていた小学生は、今50歳くらいになっています。彼らが今その場所を通りかかって高齢者が困っていたら、それが近所の人でも患者でも分け隔てなく声を掛けてくれると私は信じています。毎年の花火も精神科病院が上げている花火ではなく、地域の花火大会として認識されています。ここは患者を受け入れた地域ではなく、どこにでもあるごく当たり前の地域で、ただそこにさまざまな人が住んでいるだけなのです。

この地域の人は、人と人とが触れ合うとはどういうことなのかを教えてくれました。私は、患者がこの地域で偏見の目を向けられることなく安心して暮らす未来を夢見てきましたが、今目の前で見ている光景は、予想をはるかに超えたものです。

これからさらに、患者を地域へ、という動きは高まり、若い医療関係者たちも私のように患者を地域に出すために力を尽くさなければならなくなると思います。そんな人たちには、隠さず、見せていきましょうと伝えたいです。ありのままの姿を見せ合い、心がつながっていくことで地域は受け入れてくれます。地域にはそれほどの強い力があるのです。

新しい米沢の病院でも、これまで南陽の地域で時間を掛けて取り組んできたような地域づくりをしていく必要があります。新しい土地とはいえ、前身の米沢市立病院に入院や通院をしていた患者たちが、新しくなった自分たちの病院としてよりどころにしてくれています。リエゾンのしくみで米沢市立病院と新しい病院との間で医師が行き来し、さらに駅前にもクリニックがあることによって、歩いて回れる南陽の地域よりも広い範囲で地域形成が始まっています。

駅前にあるクリニックの精神科デイケアはとてもユニークなものが多く、患者の興味を引くものができています。医療とも連携が取れていますから、場合によっては、自院のデイケアではないところに通うのも大いに結構です。新しい病院の患者でも、通勤通学の便を考えて通院は駅前のクリニックにすることも可能です。地域といってもいろいろだなと、米沢の新しい病院を作り始めて実感しています。

病院ではデイケア祭りも開かれ、少しずつ地域の人たちにも開かれた病院になっています。まもなくできる認知症デイケアによっても、この輪はさらに広がることと確信しています。

南陽市での歴史があるので、「隠す」から「見てもらう」を展開すれば何が始まるかが私たちには分かっています。地域へ開くことで交流も生まれるという自信のもと、この地でも地域とともに精神科医療を広げていきたいと思います。

制度の改定に対して国や自治体に求めること

地域包括支援センター、共生型サービスという発想は50年前には考えられませんでした。日本の精神科医療は大きな進歩を遂げています。しかし、依然として患者の入院日数は世界でも飛びぬけて長く、精神科病床数も驚くほど多いままです。「病院から地域へ」という言葉だけが一人歩きしているようにも思えます。

今、改めて皆さんに受け止めてほしいのは、病気が落ちついている患者を社会から隔絶して長期間病院に閉じ込めておくことは患者の人権を著しく損ねているのだということです。令和となった現在もなお、昭和、いや、明治末期のような非人間的な印象が色濃く残る精神科病院が存在し続けているのは明らかにおかしいことだと国も認めるべきです。国が「病院から地域へ」と言うのなら、患者の個人としての人権を尊重しながら、その文言が名実ともに実現できるような施策を展開してほしいと思います。

今、多くの人が認知症になり、うつ病になっているというのに、診療報酬が昔の特例のまま続いているのもたいへんおかしなことです。せめて一般診療科と同水準に引き上げる改善が必要だと思います。診療報酬も含めた改善の先に初めてスーパー救急病棟や地域移行強化病棟に取り組める余裕が生まれます。

地域側も受け皿を用意できていないところばかりです。もっと地域の受け皿を整えやすくするような医療費やサービスの加算の構造にすべきです。医療費の配分が病院7、地域3だとすると、それはまったく逆の構造です。地域が担う医療やサービスに応じた加算を行い、「地域へ」という方針を実現するための割合にしなければなりません。

今まさに新しいシステムを整えようとしているのに費用は出ませんというのでは、実際に整うはずがありません。これから見直しも進められていくと思いますので、そのときには実際に見合った費用配分をしっかりとしていくよう願いたいです。

また、精神疾患は本人の感じるつらさや大変さが外に表れにくい病気であることを、国で制度を設計する人も、自治体の担当者も今一度考えてほしいと思います。分かりにくいからといって表面的な対処で済ませていては本当に必要なサービスにたどり着くことはできません。患者が状態に則した障害福祉サービスを受けることこそが、症状安定にとって欠かせないことだからです。

巨大自然災害は日本のいつ、どこで起きるかも分かりません。災害時など、いざというときの患者の対応についても国や自治体が主導となって流れを早急につくってもらいたいと思っています。

コロナ禍では、健康な人が新型コロナウイルスに感染した場合、多少の順番待ちはあったものの必要な人は病院やホテルで療養できる体制が整えられていました。しかし、精神疾患がある患者の場合はなかなか入院ができませんでした。精神疾患を診られるスタッフがいないからと入院を受け入れてもらうことがたいへん難しかったのです。

結局は、精神科の一般病棟をまるまる空けてその部分をコロナ病棟とするしかありませんでした。これはほかの地域の精神科病院でも同じだったようです。災害が起きたときなどもそうですが、精神科の患者は一般診療科の患者と同じようにあちこちの病院へふり分けるということがとても難しいものです。コロナにせよ災害にせよ、何かあったときにだれも取り残さずに十分に対応できるしくみづくりが必要です。ただ、それについては各病院だけでは対応しきれないことですから、国や自治体主導で大きな流れをつくってもらえるとよいと思います。

スーパー救急病棟も地域移行強化病棟も運営を維持していくには多大なエネルギーを伴います。犠牲といってもよいとさえ思います。参入するためのハードルはとても高く、私たちは身を削ってここまで体制を整えてきました。地域にはこんなにすばらしい力があるのに、このままでは多くの病院はそれを活かすことすらできません。患者であってもなくても、みんな一緒に集う場所の必要性が高まっていると思います。

理想の精神科医療への道をたどり直すように、今、米沢の新しい精神科病院を中心に資源整備を進めています。施設としては50年掛けて南陽の地で取り組んできたことを数年でスピーディーにたどっていくことができたのですが、ふと気になることがありました。精神疾患の患者となった人を支えるしくみはできてきましたが、一度も患者になっていない人、患者になる一歩手前の人に手を差し伸べることが、今のしくみではどうしてもできていないのです。患者として出会ったわけではなく、例えば患者の家族などで気になる人がいたとしても、その人を追いかけて診断や治療をすることはできません。そうした人を訪問診療で追いかけて、治療に対して今後いくばくかの診療報酬が認められるようになったとしても、それだけでは不十分です。

一度でも患者になっていれば、精神科デイケアやグループホームではスタッフが患者の様子を観察していますから、症状が悪化しそうな兆候があればすぐに医療につなぐことができます。しかし、患者でない場合はその兆候を見つけることさえ困難です。気になることがあればなんでも相談してほしいと伝えることすら難しいのが現状です。運良く相談に来てもらうことができても、そのあと患者となればその後の支援につなげることができますが、患者となるほどでもないけれども危うい感じがするグレーゾーンの未受診者についてはアプローチする手立てがありません。そんな人たちをどのようにフォローしたらよいのだろうかと私たちは悩むばかりです。

このように医療や福祉で救い出せないものについては、ＮＰＯ法人などをつくって対応するしかないのではないかと思ったりします。本来ならそういう部分にも医療や福祉のサービスがつけばよいのでしょうが、それがすぐに実現するとは思えません。

私はよく、みんな一緒、という言葉を使います。障害者も高齢者も地域の子どもたちも、支援につながる人もつながらない人も、みんなが一緒に集まって話をしたりお茶を飲んだりする場所があればいいなといつも私は思っています。米沢の精神科病院を中心とした理想の地域づくりの完成形には、ぜひそういった「みんな一緒」が実現できる体制になってほしいと切に願っています。

ストレスの多い社会に生きる現代の子ども

最近気になるのが、子どもの心の問題です。発達障害や不登校という言葉が世の中に飛び交っていて、子どもが心を痛めているようだけれど本当のところはよく分からないという親や学校の先生が少なくありません。幼稚園や小学校などまだ幼い頃から受験戦争が始まっていることもあり、昔と比べると子どものストレス要因は格段に多くなっています。ストレスが引き金となり、学校に行けなくなったり家に引きこもってしまったりすることもあります。子どもたちが成長していくためには、学校などでの社会生活を通じて適切な社会経験を積み重ねることが重要ですが、不登校や引きこもりの期間が長くなって社会経験が妨げられてしまうと、子どもの成長が滞って社会適応性が低下してしまう恐れがあります。

子どもの心を診ることができる精神科医は残念ながらまだ少ないのが現状ですが、私たちは児童思春期の病棟やデイケアを開いて、子どもたちの自己否定感や劣等感を取り除き、社会復帰への働きかけをするようにしています。

子どもの心の問題には、高齢者の問題とあわせて心を配りながら子どもの心を診ることができる医療者をさらに育成する必要があります。

年齢や精神疾患のあるなしにかかわらず、だれもが安心して暮らす地域にするためにはこれからも新たな課題が出てくるはずです。そのときにはこれまでの経験を活かしながら、新たな取り組みにも精力的にチャレンジしていきたいと考えています。

より良い医療の提供に欠かせない情報のアップデート

日々の診療や患者のサポートのなかで問題が見つかったり反省すべき点があったりした場合、慌ただしさにまぎれてそのままになってしまいがちです。そうならないために、私たちは法人全体で毎年1回の研究発表会を開いて意見交換をするようにしています。

各部署でチームをつくり、調査や研究にも取り組みます。職員には負担を掛けている部分もありますが、調査や研究をまとめることで日々の仕事を見直し、新しい医療情報の更新をすることはより良い医療の提供に結びついていると考えています。

毎年の研究発表会で培ったスキルがきっかけとなって全国規模の学会の担当になったり、海外からの視察団も招き入れるようになったりしました。これからは共生型サービスの導入によって、職員一人ひとりがさらに幅広い知識を身につけることが求められます。こうした研究の素地は新たな学びへと役立つものです。精神科医療そのものも、サポートの仕方も急速に進歩していることばかりです。情報のアップデートは常に怠らず推し進めることが不可欠です。もちろん私自身も、日々、情報のアップデートを心掛けています。

病院で抱え込まず、地域全体で考えるしくみ

私たちのように患者を退院させて地域で支援している事例は全国ではまだ少ないです

が、それでも少しずつ増えてきています。地域で支援するということは患者を病院で抱え込まないということであり、これは私の理想の原点である「患者のありのままを見てもらう」ことにほかなりません。今、入院が長期化している患者をたくさん抱えている病院も実は患者を長く病院にとどめておきたくはないのではないかと思います。しかし、現状から抜け出すためには大きな痛みが伴います。考えられる解決策の第一は精神科医療の収益構造を抜本的に変革することです。それがすぐにはかなわないなら、今、自分たちにやれる方法は何かないかと模索していけば、方法はなにかしら見つかるはずです。私は、数十年もの長い間入院し続けてあと少しで命を終える患者にも、なんとか最後に短い期間だけでもいいから地域で過ごしてもらいたいと願っています。

私たちが50年を過ごしたこの南陽の地域の力はすばらしいものです。もちろんそれぞれの地域によって事情も異なるはずです。国は患者を病院から地域に帰すべしとの号令を出しているのですから、制度や医療費の助けが不十分であっても、患者を迎え入れる地域とともになにかしらの方法を探ることはできるのではないかと思います。50年前は今よりももっと何もない状態でした。少しずつ地域に働きかけ、取り組みを続けてきたらしっかりと答えが返ってきました。テニスや卓球のように、ボールを地域と互いに打ち返し、その結果が現在の南陽地域の姿だと思うのです。

長期入院患者が多い病棟で働いている医療者は、気が滅入ることもあるはずです。そんな人たちは、少しでいいので病院の周りをぜひ歩いてほしいと思います。そして地域のいろいろなことをよく見て、できれば地域の人と言葉を交わしてみてください。そうするうちに少しずつ、地域の人たちと一緒にやっていくための手がかりやヒントが見つかるのではないかと思うのです。

患者の最終目標は就職と一人暮らし

私たちの病院では、高齢の患者たちにはグループホームに住んでもらっていますが、若い患者たちの目標は、一人暮らしをしてその場所から就職先に向かうようになることです。そこまで実現して初めて患者の自立が達成したといえます。

就労支援センターでパンやぶどう作りをしている患者たちのなかには、その仕事を本格的にやりたい、その道に就職したいという強い希望をもって修業に励んでいる人もいます。就労支援センターには、自宅から通っている患者もグループホームから通っている患者もいます。それぞれが夢中になれる仕事に出会い、さらに手に職をつける形でマスターできているので自信たっぷりです。就職がうまくいけば一人暮らしという流れにうまく入っていけそうです。

彼らから一人暮らしをしたいという希望が出てきたら、私たちは患者の希望に寄り添ったサポートに入ります。患者自身が自分のペースでやれそうだと自信がついたときに始めればよいのです。退院のときもそうですが、最初からすべてうまくいかなくていいと私は思っています。病院に戻りたくなったらいつでも帰ってきて、落ちついたらもう一度トライすればよいのです。

こうして患者たちは少しずつ病院から地域へと生活の場所を移していきます。

スティグマ「敗者の烙印」からの解放

「スティグマ(stigma)」という言葉が精神科や福祉の世界でよく使われます。日本語では差別や偏見などと訳されます。もともとは古代ギリシャで身分の低い人や重罪を犯した人の体に強制的に焼きつけた、終生消えない焼印のことを指し、「敗者の烙印」の意が込められた言葉です。国立精神・神経医療研究センターの解説によれば「精神疾患など個人の持つ特徴に対して、周囲から否定的な意味づけをされ、不当な扱いをうけること」とあります。他者からのスティグマによって、精神疾患のある人は自尊心が低下したり、交友関係が狭くなったりして、社会参加の機会を失ってしまう場合があるといいます。

かつて精神疾患は一度発症すると悪化の一途をたどる、あるいは、慢性化する不可逆的な疾患で決して治らないものであると考えられてきました。そのようなことから精神疾患をもつ人に対して世間の人々は恐怖におびえ、患者たちにまったく寄り添おうともせず、偏見をもって差別したり、社会から隔離して自分たちとは関係ないものとして忘れ去ったりして、存在を放置してきたのです。さらに精神障害者による重大事件が起こると、そのスティグマは世論によって一気に巨大化し、事件を起こした人は後戻りができないほど社会から忌避され、排除されました。

現代医学の進歩と発展は目覚ましく、精神医療の世界でも優れた治療薬が次々と開発され、統合失調症などを発症した人も症状が改善して寛解に至ることもできるようになってきました。さらに困難といわれた認知症についても治療薬開発の研究が急ピッチで進んでおり、近い将来には有効な薬剤ができるだろうと予測されています。

かつては鉄格子のある、まるで監獄同然の劣悪な環境の狭い部屋に患者を閉じ込めて社会から隔離してきました。治療といっても強い電気ショックを加えたり、脳への外科手術によって前頭前野の神経線維を切断したりという極めて非人道的な処置もありました。しかし、精神疾患が治療できるという理解が進むにつれて患者の人権に配慮する取り組みも広がってきました。

患者と接してきた私たち医師や研究者、看護スタッフ、そして支える家族の人たちのスタンスもこの50年で大きく変わっています。

文化功労者で2022年8月に亡くなった精神科医の中井久夫は、統合失調症の治療を、自ら親しんできた山岳登攀《とうはん》に例えて、患者は下山中に遭難した登山者で、医師ら治療ケアスタッフは山岳救助隊に似ていると表現し、患者と寄り添う精神医療を追求し続けました。中井は、これまでの精神医療が患者の回復に力点をおいてこなかったことに疑問を感じ、統合失調症の患者とともに医師やセラピストが一つの絵画を描いていく風景構成法などの絵画療法を考案し（１９６９年）、さらに、統合失調症患者の心身の変動を日ごとに詳しく追って細かく観察し、極めて精密なグラフに表して回復過程のフォローを試み、寛解に導こうとしたのです。

中井は著書『こんなとき私はどうしてきたか』（医学書院）で、患者の回復過程がとてもデリケートでちょっとしたことが自殺のきっかけになったりすることも指摘し、次のように書いています。「治りかけというのはとても大切な時期です。しかしわれわれは、患者の症状が収まったら急に気を抜きがちではないでしょうか。患者が回復期に入るか入らないうちに，医療者にはだいたい次の患者が待っているんですね。だから保護室から出てみんなのなかで生活をし始めたときの患者さんは――このことは忘れられがちなのですが――非常にさびしい」

患者に温かく細やかな視線を注いできた医療スタッフの様子がしのばれる文章です。中井の治療を支えてきたのは、ともに患者に寄り添おうと献身的に日々ケアに当たってきた看護師たちの詳細な看護日誌と報告でした。治療とケアに携わるスタッフと患者が回復に向けて寄り添い、ともに歩もうと取り組んできたのです。

現代医学の進歩は目覚ましく、現在の治療では精神疾患は以前に比べて劇的な回復が見込めるようになってきました。患者に医療スタッフが寄り添った治療を地道に続けることで、寛解まで導いたり、社会のなかで生活できるようになってきたりしています。私は、患者も家族も周囲の人も、もうスティグマからは解放されるべきだと強く世に訴えたいです。かつて精神科病院で竹刀を振り回す看護者を目にしたときから、私は患者たちのスティグマからの解放を心の底から願い続けてきました。それは今も、これからも、絶対に変わることのない信念です。

人は皆、自由で平等で、住み慣れた場所で人間らしく暮らすべきなのです。

子どももお年寄りも、障害がある人もない人も、みんな一緒です。

おわりに

この本では、私の精神科医としての50年の歩みを書いてきました。これまで新しいタイプの施設をいくつかオープンしてきましたが、そのたびに周囲からはそんなもうからないことはもうやめたらどうかと何度も言われ、くじけそうになったことも一度や二度ではありません。それでもやってみたいと考えたものは形にして、だいたいの施設は作り上げることができたと思っています。

人生を振り返ってみて何を思いますかと尋ねられることがありますが、私はいつも、生まれ変わってもまた同じ人生を歩みたいと答えます。それくらい楽しかったのです。最初はたった5人で立ち上げた病院で、患者がいつまでも入院していることは絶対におかしい、この状況は変えなければいけないという同じ志をもった仲間がいつもそばにいました。

仲間の輪は年を経るごとにどんどん大きくなっていきました。最初に赴任した山形・南陽市立総合病院で担当医として治療に当たった患者たちとは今でもとても仲が良く、立場は違うけれど、同じ立ち上げメンバーなのだなと感慨深く思います。

私をここまで支えてくれたのは、退院してよかったという患者たちの言葉です。50年前は、長く入院している患者たちにとって病院は居心地が良く、彼らは退院なんかしたくないはずだといわれていました。しかし、そうではなかったとはっきりいえます。患者たちが私にくれた言葉の一つひとつが、患者は退院して地域でみんな一緒に生きていくべきだという自分の考えに間違いはなかったのだと自信をくれました。

退院した患者たちが就労支援センターで作ってくれるぶどうとパンがとても好評で、地域の人たちが楽しみにしてくれていることも私の財産です。ぶどうの香り、パンの香りをかぐだけで、みんな誇らしい気持ちになることができたのも幸せです。患者一人ひとりには得意なことがあります。そのことに出会うことさえできれば毎日はいきいきしたものになります。入院していた頃とはまったく表情が違ってくるのです。

私の法人内では職場結婚が多いのが特徴です。職員総出のイベントも多いので、始めは単身だったスタッフが結婚して夫婦となり、子どもが生まれたらその子も一緒になってイベントのために汗を流してくれる様子を見るのも本当にうれしいことでした。

創設した野球部が強豪チームとして地域に愛され、選手たちが活躍してくれたことも、私に強いパワーをくれました。野球部の圧倒的な存在感は患者、職員、地域の人たちみんなを惹きつけています。選手たちが地域活動で患者や職員を力強く引っ張ってくれたことを振り返っても、本当に頼もしい限りです。

夏の大花火大会は南陽地域に欠かせない風物詩になっており、私たちがつくり上げてきた精神科医療の資源だけでなく、この花火は赤湯地域の財産としてずっと引き継いでいってほしいと思っています。

まだまだ米沢での患者を受け入れる地域づくりは完成していませんが、ひとまずの完成形は見えてきました。私にとっては最後の大仕事です。このあとは患者と地域の人、職員たちで時代に合わせて少しずつ変化させてもらえばよいのです。

患者に一人でも多く退院してもらい、地域で楽しく穏やかに暮らしてほしいという理想は今、実現できていると思います。患者たちに、人権を侵害されることなく当たり前に平穏な日常生活を送ってほしいという気持ちは、南陽の地域を支える私たちの仲間には確実に届いていると信じています。患者たちからも感謝の言葉や喜びの声をたくさんもらいました。

私は何年かあとに引退したら、支援がまだ届いていない人たちと交流を楽しみながら、一緒にゆっくりお茶でも飲みたいと思います。

私のこれまで取り組んできた活動が何か一つでも、患者を地域へ帰して地域で支えていくしくみを今まさにつくろうとしている人たちの役に立つことを祈念して、終わりの言葉とさせていただきます。

【著者プロフィール】

佐藤忠宏（さとう ただひろ）

精神科医、社会医療法人公徳会理事長
日本医科大学卒業。同大学医局、山形県南陽市立総合病院を経て、1979年に開業。地域移行機能強化病棟（病棟ベッド3割を削減し、1年以上入院している人を退院させるしくみの病棟）を実施し、地域と連携を取りながら退院後の患者の生活をフォローしている。また、高齢の精神障害者を看る場所（バリアフリーのグループホームなど）の設置にも取り組んでいる。さらには精神疾患の有無、介護の有無、収入差も関係なく、みんなが一生を終えるまで楽しく過ごせる場所をつくるために尽力している。

本書についての
ご意見・ご感想はコチラ

50年、理想の精神医療を求めて

2023年3月15日　第1刷発行

著　者　　佐藤忠宏
発行人　　久保田貴幸

発行元　　株式会社 幻冬舎メディアコンサルティング
〒151-0051　東京都渋谷区千駄ヶ谷4-9-7
電話　03-5411-6440（編集）

発売元　　株式会社 幻冬舎
〒151-0051　東京都渋谷区千駄ヶ谷4-9-7
電話　03-5411-6222（営業）

印刷・製本　中央精版印刷株式会社
装　丁　　村上次郎

検印廃止

Printed in Japan
ISBN 978-4-344-94168-7 C0047
幻冬舎メディアコンサルティングＨＰ
https://www.gentosha-mc.com/